Karin Eder

Intrinsische Motivation und Advanced Nursing Practice

Unterstützungsmöglichkeiten im Unterricht

disserta
Verlag

Eder, Karin: Intrinsische Motivation und Advanced Nursing Practice:
Unterstützungsmöglichkeiten im Unterricht. Hamburg, disserta Verlag, 2015

Buch-ISBN: 978-3-95935-044-0
PDF-eBook-ISBN: 978-3-95935-045-7
Druck/Herstellung: disserta Verlag, Hamburg, 2015
Covermotiv: © laurine45 – Fotolia.com

Bibliografische Information der Deutschen Nationalbibliothek:
Die Deutsche Nationalbibliothek verzeichnet diese Publikation in der Deutschen Nationalbibliografie; detaillierte bibliografische Daten sind im Internet über http://dnb.d-nb.de abrufbar.

Das Werk einschließlich aller seiner Teile ist urheberrechtlich geschützt. Jede Verwertung außerhalb der Grenzen des Urheberrechtsgesetzes ist ohne Zustimmung des Verlages unzulässig und strafbar. Dies gilt insbesondere für Vervielfältigungen, Übersetzungen, Mikroverfilmungen und die Einspeicherung und Bearbeitung in elektronischen Systemen.

Die Wiedergabe von Gebrauchsnamen, Handelsnamen, Warenbezeichnungen usw. in diesem Werk berechtigt auch ohne besondere Kennzeichnung nicht zu der Annahme, dass solche Namen im Sinne der Warenzeichen- und Markenschutz-Gesetzgebung als frei zu betrachten wären und daher von jedermann benutzt werden dürften.

Die Informationen in diesem Werk wurden mit Sorgfalt erarbeitet. Dennoch können Fehler nicht vollständig ausgeschlossen werden und die Diplomica Verlag GmbH, die Autoren oder Übersetzer übernehmen keine juristische Verantwortung oder irgendeine Haftung für evtl. verbliebene fehlerhafte Angaben und deren Folgen.

Alle Rechte vorbehalten

© disserta Verlag, Imprint der Diplomica Verlag GmbH
Hermannstal 119k, 22119 Hamburg
http://www.disserta-verlag.de, Hamburg 2015
Printed in Germany

"Es ist die wichtigste Kunst des Lehrers, die Freude am Schaffen und am Erkennen zu wecken."
Albert Einstein

"Wissen allein ist tot, die Schule aber dient den Lebendigen."
Albert Einstein

Abstract

Motivation ist ein wichtiger Aspekt, um nicht zu sagen der wichtigste Aspekt in einer Ausbildung. Jegliche Abläufe im Leben sind aufgrund von Motivation geprägt. Ohne diesen Antrieb würde jedes Lernen nicht sinnbegreifend erfolgen. Eine sichere Kompetenzentwicklung wäre fraglich.

Ziel dieser Arbeit ist es, das Phänomen intrinsische Motivation bei Teilnehmerinnen in der Ausbildung zur Heimhilfe im Alter zwischen 30 und 50 Jahren zu erfassen und darzustellen. Ebenso soll gezeigt werden wie Advanced Nursing Practice (ANP) den Unterricht bereichern kann. Unterstützungsmöglichkeiten in der Ausbildung durch ANP sollen beschrieben werden. Die Forschungsarbeit umfasst zwei Teile, im ersten Teil wurde eine Literaturrecherche hinsichtlich intrinsischer und extrinsischer Motivation sowie Advanced Nursing Pracitce durchgeführt. Dies dient der Begriffsdefinition, des vertieften Verständnisses für Motivation und der Formulierung der Forschungsfragen für die Empirie. Der zweite Teil ist eine empirische Studie. Es wurden insgesamt sieben qualitative Interviews durchgeführt und analysiert. Vier Interviews mit Teilnehmerinnen, die die dafür erforderlichen Kriterien erfüllten und drei Interviews mit Experten. Diese Experten sind Advanced Practice Nurses, die in der Lehre aktiv tätig sind. Die Auswertung erfolgte in Anlehnung an Mayring. Es wurden Kriterien identifiziert, die im Zusammenhang mit der Motivation dieser Teilnehmerinnen standen. Diese Kriterien wurden beschrieben und analysiert. Die Auswertung zeigt, dass die Motivation der Teilnehmerinnen intrinsisch und extrinsisch zusammenspielt und unter gewissen Bedingungen gefördert werden kann. Allerdings ist intrinsische Motivation nur bedingt beeinflussbar, da diese immer vom Individuum selbst ausgeht. Advanced Nursing Practice kann aufgrund eines vertieften Praxiswissens auf einen erweiterten Methoden-Pool zugreifen. Dies kann positiv motivational eingesetzt werden und den Unterricht aktiv bereichern. Es bedarf allerdings weiterer Studien in Österreich um diese Einflüsse genauer zu betrachten, zu vergleichen und aufzuzeigen.

Abstract

Motivation is an important aspect, not to say the most important aspect in education. Each and every process in life or course of action is shaped or characterized by motivation. Without this impetus, stimulus or motive, there would be no comprehension in studying, no realization. Which makes a reliable developement of competences questionable. The aim of this Forschungsarbeit is the aquisition and apprehension of the phenomenon of motivation of the course-entrants that fit the study. Which means, women at the age 30-50 who passed the Heimhilfe-apprentisship. As well as this aspect, the researcher wants to illustrate how advanced nursing practice can enhance and countenance education. This research enfolds two parts. The first part is a literature research in regard to motivation (intrinsic and extrinsic) and concerning advanced nursing practice. This serves as information for a deeper understanding of the concept and definition of motivation and also for the formulation of the wording of the empiric questionnaire. The second part is an empiric trial. Seven qualitative interviews were performed and analyzed overall. Four with women who fit the criteria of the survey and passed an apprentissip for Heimhilfe and three interviews were carried out with experts. These experts are advanced practice nurses, currently working as teachers. Interpretation of data was conducted according to the qualitative structuring content analysis according to Mayring. Criteria were defined, which correlated to motivation of the participants of the study. These criteria were described and analyzed. The analysis shows, that motivation of these entrants, intrinsic and extrinsic motivation, cohere and that these motivational aspects can be encouraged under certain requirements. Nevertheless, intrinsic motivation, as an individual aspect, can only be influended with some reservations. Advanced nursing practice implements deeper practice-knowledge and has therefore resources to hypermedia. This knowledge can be used positive motivational and therefore can actively enrich teaching-lessons. Further research in Austria is required to study and compare these findings.

Inhaltsverzeichnis

Abbildungsverzeichnis 11
1   Einleitung 13
   1.1   Ausgangslage 13
   1.2   Ziel der Arbeit 14
   1.3   Forschungsfrage 15
2   Theoretischer Teil 16
   2.1   Begriffsdefinition 16
      2.1.1   Attribution und Motivation/Lernen 16
      2.1.2   Attributionstheorie nach Weiner: 17
      2.1.3   Leistungsbeeinflussung durch Attribution: 18
      2.1.4   Selbstkonzept der eigenen Begabung im Zusammenhang mit Motivation 20
      2.1.5   akademisches Selbstkonzept und Motivation/Leistung ... 20
      2.1.6   Irrationale Überzeugungen und auf sich selbst gerichteter Perfektionismus 21
      2.1.7   Verbindung zwischen Selbstkonzept und Attribuierung .. 22
      2.1.8   Konzept der Zielorientierungen (nach Elliot) und Motivation 25
      2.1.9   Intrinsische Motivation 28
      2.1.10 Rahmenbedingungen eines Lehrganges und Motivation ... 30
      2.1.11 Advanced Nursing Practice 32
      2.1.12 Education als Schwerpunkt bei Advanced Nursing Practice 35
   2.2   Verknüpfung von Theorie und Empirie 36
3   Empirischer Teil 42
   3.1   Methodologie 42
      3.1.1   Forschungsansatz 42
      3.1.2   Datenerhebung 44
      3.1.3   Ethische Überlegungen 45
      3.1.4   Beschreibung der Interviewpartnerinnen und des Feldzuganges .. 47
      3.1.5   Beschreibung der Interviewsituation 49
      3.1.6   Datenaufbereitung 50

3.2 Darstellung der Ergebnisse 50
   3.2.1 Gefundene Kriterien zur Motivation für die Heimhilfeausbildung ... 51
      3.2.1.1 Wunsch oder Kontakt zur Pflege ist vorhanden 51
      3.2.1.2 Ausbildungsalltag 52
      3.2.1.3 Motivation in der Ausbildung 53
      3.2.1.4 Erfolgserlebnisse und Wertschätzung motivieren 56
      3.2.1.5 Rahmenbedingungen als extrinsische Motivation 57
      3.2.1.6 „Familiäre Unterstützung hilft und motiviert"............................. 59
   3.2.2 Advanced Nursing Practice in der Edukation................................. 59
      3.2.2.1 „ANP bringt die Praxis in die Theorie" 60
      3.2.2.2 „Theoriefundierte, evidenzbasierte Praxis lebt, bringt Authenzität und motiviert" 61
      3.2.2.3 „Fallarbeit verbessert das Verstehen und das Lernen" 62
      3.2.2.4 „Spürbare Verbesserung des Unterrichts durch meine Ausbildung zur ANP"... 63
   3.3 Zusammenfassung der Ergebnisse... 64
4 Diskussion 68
5 Literaturverzeichnis... 70
6 Anhang 73
   6.1 Informationsblatt zur Studie / zur Forschungsarbeit 74
   6.2 Einverständniserklärung 76
   6.3 Interviewleitfaden 78
   6.4 Informationsblatt zum Experteninterview... 80
   6.5 Interviewleitfaden Experteninterview 82
7 Transkription der Interviews.. 85
   7.1 Interview 1 85
   7.2 Interview 2 97
   7.3 Interview 3 118
   7.4 Interview 4 131
   7.5 Experteninterview #1 137
   7.6 Experteninterview #2 141
   7.7 Experteninterview #3 145

Abbildungsverzeichnis

Abbildung 1 Attributionstheorie nach Weiner (1986) (Olbrich-Baumann, 2012) 18
Abbildung 2 Attribution (Olbrich-Baumann, 2012) 19
Abbildung 3 Modell nach Ellis und McGregor (2001) 27
Abbildung 4 Model of Advanced Practice Nursing (Hamric et al., 2009) 34

Abkürzungsverzeichnis

ANP   Advanced Nursing Practice
APN   Advanced Practice Nurse
ICN   International Council of Nursing
PE   Patient Education

1 Einleitung

Im Zuge der Einführung von Advanced Nursing Practice (ANP) in Österreich, wird vermehrt auch der Fokus auf die Implementierung von erforschten Modellen und Konzepten, hinsichtlich Optimierung der Praxis, gelegt. Eine klar definierte Aufgabe von Advanced Practice Nurses (APN) ist es, eine Praxis zu entwickeln, die auf aktuellen, Evidenz-basierten Forschungserkenntnissen beruht. Diese sollen ebenso in das Gesundheitsmanagement und die professionelle Pflege eingebunden werden. Advanced Nursing Practice soll sich der Forschung bedienen, um die pflegerische Betreuung zu verbessern (ICN, 2008, S.15).

Auch der Bereich der Edukation in der Pflege ist gerade für Advanced Practice Nurses ein wichtiges Arbeitsfeld.

Im Rahmen der Lehrtätigkeit der Verfasserin, ist ihr gerade im Bereich der Heimhilfe-Ausbildung in den Gesprächen mit den Teilnehmerinnen immer wieder aufgefallen, dass viele Frauen, diese Berufswahl erst eher spät ergreifen. Wenn sie diese Wahl aber aus eigener Motivation heraus treffen, dann sind sie hoch motiviert die Ausbildung erfolgreich abzuschließen. Gründe für die späte Umschulung sind oft Familienplanung oder ähnliches. Die Verfasserin dieser Forschungsarbeit hat sich im Rahmen ihres Studiums dafür Interessiert, wie die Motivation zur Wahl einer Ausbildung im Zusammenhang mit dem Engagement während der Ausbildung steht. In ihrer Forschungsarbeit möchte sie gerne die intrinsische Motivation der interviewten Teilnehmerinnen der Heimhilfeausbildung erfassen und anschließend denkbare Unterstützungsmöglichkeiten durch Advanced Nursing Practice im Bereich der Edukation darlegen.

1.1 Ausgangslage

Es wurden mittels Literaturrecherche die Fakten hinsichtlich des Themenbereichs zur intrinsischen Motivation in der Ausbildung und Edukation in Advanced Nursing Practice ermittelt. Im Anschluss daran wurden qualitative Interviews mit jenen Frauen durchgeführt, welche die Einschlusskriterien für diese Forschungsarbeit erfüllten.

Die gewählte Zielgruppe waren Frauen im Alter zwischen 30 und 50 Jahren wobei vier Interviews mit Lehrgangs-Teilnehmerinnen durchgeführt wurden. Der soziale Hintergrund sowie die Art der Finanzierung der Ausbildung wurden offen gelegt. Die Finanzierung erfolgte zum Beispiel durch das Arbeitsmarktservice, durch den Arbeitgeber oder durch die Teilnehmerinnen privatfinanziert. Die Teilnehmerinnen wurden erst nach positiver Absolvierung der Ausbildung interviewt, um einen möglichen Bias hinsichtlich der Antworten zu verhindern.

Geplant waren mindestens sechs qualitative Interviews. Aufgrund der Schwierigkeit, Teilnehmerinnen für die Studie zu finden, konnten nur vier qualitative Interviews mit ehemaligen Kursteilnehmerinnen durchgeführt werden. Diese Interviews wurden aufgenommen und im Anschluss transkribiert. Mittels Inhaltsanalyse wurden anschließend von der Verfasserin Kriterien identifiziert und diese hinsichtlich der betreffenden Forschungsfrage ausgewertet. Die Verknüpfung mit Advanced Nursing Practice erfolgte im Anschluss daran. Hierfür wurden drei schriftliche qualitative Experten-Befragungen mit Advanced Pracitce Nurses, welche in der Lehre tätig sind, mittels Interviewbogen mit offen zu beantwortenden Fragen, durchgeführt.

Im Rahmen der Diskussion der Ergebnisse soll auch ein Ausblick gegeben werden wie Advanced Nursing Practice im Bereich der Edukation durch derartige Forschungsarbeiten möglicher Weise positive Anhaltspunkte zur Verbesserung der Praxis geben könnten.

1.2 Ziel der Arbeit

Die Arbeit umfasst zwei Haupt-Ziele. Einerseits das Erfassen der intrinsischen Motivation der befragten weiblichen Teilnehmerinnen der Heimhilfeausbildung und andererseits die Betrachtung der Unterstützungsmöglichkeiten (hinsichtlich Motivation zum Lernen) in der Ausbildung durch Advanced Nursing Practice.

Um dies durchführen zu können, ist hier von der Verfasserin angedacht, mit Hilfe von qualitativen Interviews mit offenen Fragen die intrinsische Motivation zu erfassen und mittels Inhaltsanalyse in Anlehnung an Mayring diese dann auszuwerten.

Ebenso möchte die Verfasserin der Forschungsarbeit auch im Anschluss daran diskutieren, wie Advanced Nursing Practice im Bereich der Edukation möglicher weise Unterstützung bieten kann.

1.3 Forschungsfrage

- Welche intrinsische Motivation haben Frauen im Alter zwischen 30 und 50 Jahren sich für die Heimhilfeausbildung zu entscheiden?

- Wie kann Advanced Nursing Practice in der Edukation positive Beiträge zur Verbesserung der Ausbildung beziehungsweise zur Motivation der Teilnehmer leisten?

2 Theoretischer Teil

Der theoretische Teil dieser Arbeit stellt eine Literaturrecherche hinsichtlich Zusammenhänge von Motivation und Lernen sowie Advanced Nursing Practice und Education dar.

Es wird einerseits eine Begriffsdefinition der einzelnen Aspekte, beziehungsweise Konzepte vorgenommen, welche mit Motivation und Lernen in Zusammenhang gesetzt werden können. Andererseits werden diese gefundenen Konzepte auch inhaltlich dann mit Motivation und Lernen, sowie deren Auswirkungen dahingehend verknüpft und dargestellt. Der Fokus der Verfasserin liegt hier nicht in der Pädagogik-Didaktik sondern im Bereich der intrinsischen Motivation.

Advanced Nursing Practice wird vorgestellt und deren Möglichkeiten im Bereich Education diskutiert.

2.1 Begriffsdefinition

Einleitend soll hier eine fundierte Begriffsdefinition vorgenommen werden, um ein umfassendes Bild von Motivation und Lernen im Kontext zu erstellen und ein Verständnis von Advanced Nursing Practice zu generieren.

2.1.1 Attribution und Motivation/Lernen

Attribution ist der Prozess des Verbindens von Verhalten und Ursache, dem Koppeln des Grundes für das Verhalten anderer. Diese Verbindung wird vom Individuum selbst vorgenommen.

Hinsichtlich Attribution im Lernprozess wird davon ausgegangen, dass positive Attribution im Unterricht, zum Beispiel im Bezug zur Lehrperson oder auch im Gruppenverhalten, die Motivation im Lernprozess aktiv mit zu wirken erhöhen kann. (Hogg & Vaughan, 2011, S. 80 ff).

Weiner et al. (1971) postulieren, dass aus einer Vielzahl von Faktoren vor allem vier wichtige Faktoren zur Erklärung von Handlungsergebnissen in Bezug auf den Kontext Leistung herangezogen werden. Sie bezeichnen die Hauptfaktoren hier als die Begabung, die Anstrengung, die Schwierigkeit der Aufgabe und den Zufall. Diese Faktoren werden nach drei Gesichtspunkten unterschieden:
Einerseits internal, das heißt innerhalb der Person liegend, wie Begabung und Anstrengung sowie external, das heißt außerhalb der Person liegend, dies wäre die Schwierigkeit der Aufgabe und der Zufall.
Andererseits disponentiell, das heißt Begabung und Schwierigkeit (stabil) oder Anstrengung und Zufall (variabel).
Als dritten Klassifikationspunkt nennen Weiner et al. (1971) ergänzend die Intentionalität, das heißt, wie weit ein Ursachenfaktor als beeinflussbar erlebt wird. Dies wird durch die Anstrengung des Individuums selbst beeinflusst. Später erweitert Weiner das Modell um die Dimension Kontrollierbarkeit (Weiner, 1979). Wo diskutiert wird, wie kontrollierbar Lern-/Prüfungssituationen erlebt werden.

„Motivation ist durch das bestimmt, was man kriegen kann (Anreiz/Wert) und durch die Wahrscheinlichkeit, es zu bekommen (Erwartung). ... Auch wenn Attributionen die objektiven Eigenschaften eines begehrten Ziels nicht beeinflussen, bestimmen und leiten sie die emotionalen Reaktionen und die subjektiven Konsequenzen der Errungenschaft." (Weiner, 1985, S. 559, zitiert aus Lazarus, 2007, S. 20)

2.1.2 Attributionstheorie nach Weiner:

Weiner konzentriert sich auf die Konsequenzen von Ursachenzuschreibung.
Eine motivationale Sequenz beginnt nach Weiner mit einem Ereignis, das als positiv (das heißt „Ziel ist erreicht") oder negativ (das heißt „Ziel ist nicht erreicht") bewertet wird. Dieses Ergebnis ist direkt mit positivem Gefühl (Glück oder Zufriedenheit) im ersten Fall beziehungsweise mit einem negativem Gefühl (Unzufriedenheit oder Trauer) im zweiten Fall verknüpft.

Die Ursache wird vom betroffenen Individuum entweder als internale oder als externale wahrgenommen. Wird die Ursache als internal wahrgenommen, beeinflusst sie Selbstwert und Stolz. Bei externaler Ursachenzuschreibung kann die Reaktion in Ärger zum Beispiel erfolgen. Das Verhalten des Betroffenen wird dadurch je nach Attribution beeinflusst. (Lazarus, 2007, S. 23; Hogg et al., 2011, S. 87)

Beispielsweise beeinflussen die eigene Erfolgserwartung und Affekte die Attributionen. Auf Grund der emotionalen Stimmung beurteilt man ein ambivalentes Ereignis (eher) positiv oder (eher) negativ (Hogg et al., 2011, S. 87 ff).

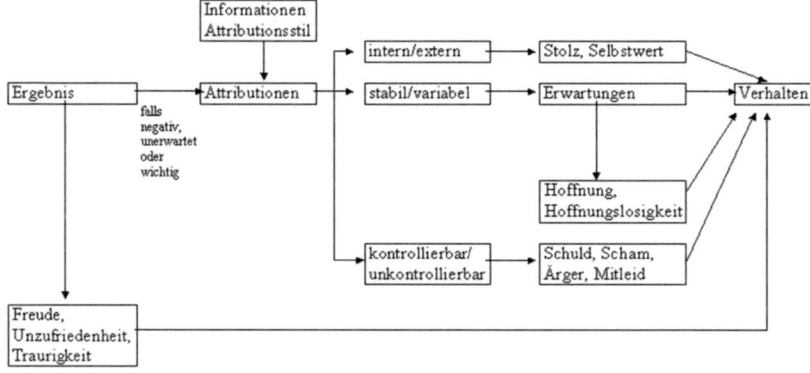

Abbildung 1 Attributionstheorie nach Weiner (1986) (Olbrich-Baumann, 2012)

2.1.3 Leistungsbeeinflussung durch Attribution:

Bestimmte internale Attributionen können nach Misserfolg sogar zu einer Leistungssteigerung und nicht zu einer Leistungsminderung führen.
Ergebnisse aus diversen Studien zeigen, dass bei Misserfolg die zukünftige Leistung umso schlechter wurde, je mehr die Versuchspersonen den Misserfolg ihren schlechten Fähigkeiten zuschrieben. Die Leistungen wurden jedoch umso besser, je mehr die Teilnehmerinnen und Teilnehmer ihre mangelnde Anstrengung für den/die Misserfolg/e verantwortlich machten.

Man könnte daher schlussfolgern, dass die Wahrnehmung von Kontrolle im zweiten Fall zu der Überzeugung führt, es stehe in der eigenen Macht, beim nächsten Mal besser sein zu können, wenn der Betroffene sich nur mehr anstrengt (Lazarus, 2007, S. 24; Hogg et al., 2011, S. 91; Olbrich-Baumann, 2012).

Attributionen können sich also positiv sowie negativ auf die Motivation der Teilnehmerinnen und Teilnehmer auswirken. Der Schluss, dass sich ein optimistischer Attributionsstil im Zusammenhang mit Leistungserbringung positiv auf die Ergebnisse auswirkt liegt nahe, solange die Kausalattributionen nicht unrealistisch sind.

Unrealistische Kausalattributionen, also eine überhöhte Wahrnehmung der eigenen Fähigkeiten, können sich allerdings negativ auswirken (Hogg et al., 2011, S. 92).

Hier wird nochmals tabellarisch die Attribution dargestellt:

	Intern		extern	
	stabil	variabel	stabil	variabel
Kontrollierbar	Typische Anstrengung	Außergewöhnliche Anstrengung	Konsistente Hilfe oder Behinderung durch andere	Außergewöhnliche Hilfe oder Behinderung durch Andere
Unkontrollierbar	Fähigkeit	Stimmung	Aufgabenschwierigkeit	Glück

Abbildung 2 Attribution (Olbrich-Baumann, 2012)

2.1.4 Selbstkonzept der eigenen Begabung im Zusammenhang mit Motivation

Je nachdem, wie eine Person ihre eigenen Fähigkeiten wahrnimmt, wird nachhaltig die Anstrengung, Leistung und Ausdauer dieser Person hinsichtlich bestimmter Aufgaben beeinflusst. Dies kann zum Einholen oder Vermeiden fähigkeitsrelevanter Informationen führen und kann ebenso handlungsirrelevante Gedanken auslösen.

Das Begabungskonzept lässt sich als die Summe aus den wahrgenommenen eigenen Begabungen beziehungsweise Fähigkeiten definieren. Diese Fähigkeiten können sich auf sehr unterschiedliche Bereiche beziehen. So zum Beispiel im sozialen Bereich bei macht- oder anschlussbezogenen Kompetenzen oder auch andere Begabungen im nicht-sozialen Bereich (Meyer zitiert aus Lazarus, 2007, S. 12).

Nach Lazarus (2007, S. 12 ff) spielt das Begabungskonzept seit einigen Jahrzehnten eine zentrale Rolle in der Leistungsmotivationsforschung. Die wahrgenommene eigene Begabung oder Fähigkeit ist meist sehr wichtig für die Person selbst und wird häufig als stabil und nicht kontrollierbar eingeschätzt. Verschiedene Autorinnen und Autoren haben gezeigt, dass bei niedriger eigener Begabung das Leistungsverhalten eingeschränkt wird, sowie negative Effekte auf die intrinsische Motivation auftreten. Zusätzlich wird Misserfolg auf den Mangel eigener Fähigkeit zurückgeführt, was wiederum sogar bis zur Depression führen kann.

2.1.5 akademisches Selbstkonzept und Motivation/Leistung

Das akademische Selbstkonzept bezieht sich auf die Leistung, beziehungsweise die Wahrnehmung der eigenen Fähigkeiten in der Schule oder an der Universität.

Eine Einschätzung kann hier im Rahmen der sozialen oder der individuellen Bezugsnorm erfolgen. Die soziale Bezugsnorm stellt den Vergleich mit anderen Personen, zum Beispiel Klassenkameradinnen und Klassenkameraden oder Kommilitoninnen und Kommilitonen dar. Da die meisten akademischen Leistungsereignisse im sozialen Kontext stattfinden. Die individuelle Bezugsnorm stellt die zweite Möglichkeit dar, die eigenen Fähigkeiten einzuschätzen. Durch ein vergleichen von eigenen Ergebnissen erbrachter Leistungen kann so eine Selbsteinschätzung vorgenommen werden (Lazarus, 2007, S. 13).

Lazarus (2007) fasst zusammen, dass Teilnehmerinnen und Teilnehmer mit einem positiven akademischen Selbstkonzept hinsichtlich ihrer Begabung mehr Ausdauer zeigen. Dadurch empfinden sie auch eine Bestätigung bei positiver Bewältigung der Aufgaben was sich förderlich auf ihre Motivation wiederum auswirkt. Hingegen kann bei unrealistischer Selbsteinschätzung die Leistungserbringung negativ beeinflusst werden und auch die Motivation sinken.
Menschen, die ihre eigenen Fähigkeiten hoch Einschätzen, erzielen in sozialen Vergleichssituationen bessere Ergebnisse als Personen mit einer niedrigen Einschätzung der eigenen Begabung. Außerdem hat man, so schreibt Lazarus (2007), einen engeren Zusammenhang zwischen Begabungskonzept und Leistung gefunden wenn von Versuchsteilnehmerinnen und Versuchsteilnehmern ausdrücklich der soziale Vergleich zur Beurteilung herangezogen wurde. Jene Menschen, die ihre eigenen Fähigkeiten hoch einschätzen, hatten darüber hinaus bessere Leistung und höhere Persistenz – ein wichtiger Faktor für Erfolg und Leistung – als Personen mit einem niedrigen Begabungskonzept (Lazarus, 2007, S. 17 ff).

2.1.6 Irrationale Überzeugungen und auf sich selbst gerichteter Perfektionismus

Nach Albert Ellis (Lazarus, 2007,S. 34), gibt es im Konzept irrationaler Überzeugungen eine zentrale Aussage. Diese besagt, dass unnachgiebige und uneingeschränkte, meist unerfüllbare Forderungen zu maladaptiven Affekten und unerwünschten (dysfunktionalen) Verhaltensweisen führen. Wobei subjektive Wünsche und Vorlieben anpassbare (adaptive) Affekte und funktionales Verhalten bedingen.

Lazarus (2007, S. 36 ff) beschreibt einen Zusammenhang von irrationalen Bewertungen zu pessimistischen Attributionen aus der Literatur. Ebenso erfasst sie aus der Literatur den Zusammenhang beziehungsweise die negativen Auswirkungen von irrationalen Überzeugungen auf das Wohlbefinden des Individuums. Unter anderem vermittelt durch das Konzept der Kontrollüberzeugung, findet Lazarus (2007) Belege dafür in der Literatur. Dabei gibt sie in Bezug auf Leistung an, dass nur wenige Hinweise auf negative Effekte durch irrationale Bewertungen in der Literatur zu finden sind.

Eine Ausnahme hinsichtlich Leistung und irrationaler Überzeugungen stellt der auf sich selbst gerichtete Perfektionismus, auch eine absolute Forderung, nach der Definition von Albert Ellis, dar. Lazarus (2007, S. 41) schreibt dazu, dass es eine Reihe von Studien gibt, welche auf eine hohe psychologische Vulnerabilität von perfektionistisch ausgerichteten Personen deuten.

Durchweg niedrige, aber signifikante Korrelationen finden sich auch zwischen irrationalen Überzeugungen und Vermeidungsverhalten. Dies tritt insbesondere bei procrastination (im Sinne von „vor sich her schieben wichtiger Ereignisse"), also der Verschleppung im akademischen Kontext auf (Lazarus, 2007, S. 44; Hogg et al. 2011, S. 89).

2.1.7 Verbindung zwischen Selbstkonzept und Attributierung

Wenn nun eine Person von ihren intellektuellen Fähigkeiten überzeugt ist, nimmt sie eine optimistische Ursachenzuschreibung von Erfolg und Misserfolg vor. Daher sieht sie die Ursache bei Erfolg eher bei sich selbst, (internal, stabil und global), Misserfolge dagegen werden auch auf die Umstände bezogen (also external, variabel und spezifisch). Diese Einstellung begünstigt das

Auftreten von Annäherungsorientierung und das aktive Zugehen auf neue Herausforderungen. Eine Konsequenz davon kann auch das Erleben von Stolz bezogen auf die eigenen guten Ergebnisse sein. Solch positive Ursachenzuschreibung und die Antizipation positiver Affekt ermöglichen es der Person, zukünftigen ähnlichen Situationen wieder mit einer Annäherungsorientierung zu begegnen.

Liegt andererseits bei einer Person ein niedriges Begabungskonzept vor, so werden pessimistische Attributionen vorgenommen und Misserfolge werden auf mangelnde eigene intellektuelle Fähigkeiten zurückgeführt. Als Folge dessen empfindet die Teilnehmerin, der Teilnehmer, nach Misserfolg in erster Linie Scham und Schuld. Um solche Gefühle, beziehungsweise ein schlechtes Abschneiden bei Examen in Zukunft zu vermeiden, kommt es oft zur Vermeidungsorientierung, das heißt es werden jene Situationen, wo man versagen könnte, vermieden.

Zusammenfassend kann man feststellen, dass es als evident gilt, dass Affekte und Zielorientierungen sowie der Selbstwert die Attribution beeinflusst. Nicht nur Weiner hat eine direkte Auswirkung der Attribution (internal oder external) auf den Selbstwert der Person postuliert, auch Abramson, Seligman und Teasdale beobachten in der Attribution von erlebter Hilflosigkeit eine Ursache für die mögliche Reduzierung von Selbstwert. Ebenso kann Attribution die Konsequenz von Selbstwert sein, Dutton und Brown fanden heraus, dass sehr selbstbewusste Personen vorteilhaftere Attributionen vornahmen als weniger selbstbewusste Individuen. (Lazarus, 2007, S. 55; Hogg et al. 2011, S. 90 ff).

Ebenso werden in der Literatur Attributionen auch mit dem Konzept der irrationalen Überzeugungen nach A. Ellis in Verbindung gebracht. Lazarus (2007) beschreibt, dass Ziegler und Hawley herausfanden, dass Personen mit einem hohen pessimistischen Attributionsstil höhere Werte bei irrationalen Überzeugungen aufweisen als Individuen mit einem optimistischen Attributionsstil.

Es ist leicht vorstellbar, dass eine Person, welche Misserfolg in sehr hohem Maße den eigenen mangelnden Fähigkeiten zuschreibt, irgendwann dazu übergeht, die Konsequenzen von Misserfolg als katastrophal einzustufen. Ebenso ist eine direkte Bedrohung des Selbstwertes durch solch negative Ereignisse denkbar, welches langfristig zu einer negativen Einstellung der eigenen Person gegenüber führen kann und als Folge zu einer Reduktion des Selbstwertes (Lazarus, 2007, S. 56).

Lazarus (2007) hat in ihrer Arbeit herausgefunden, dass ein hohes akademisches Selbstkonzept mit hohem globalen Selbstwert einhergeht. Verfügt eine Person über einen hohen Selbstwert, so tendiert diese Person außerdem weniger zur Ausprägung irrationaler Evaluationen. Neigt eine Person hingegen in hohem Maße zu irrationalen Überzeugungen, so sind Vermeidungsorientierungen möglich beziehungsweise wahrscheinlich und diese Person verfügt vermutlich zusätzlich auch über einen niedrigen Selbstwert (und vice versa) (Lazarus, 2007, S. 57).

Lazarus konnte in ihren Studien 2007 evident zeigen, dass Personen im Vergleichen mit Anderen (also bei induzierter Performanzorientierung), wo es darum geht, Leistung und Kompetenz den Anderen gegenüber aufzuzeigen, sowohl Erfolg als auch Misserfolg stärker internal, also an der eigenen Person, attribuierten. Ebenso wurde auch stärker, stabil und global attribuiert als wenn die Person die Entwicklung von Kompetenz und Aufgabenbewältigung an sich (also eine induzierte Mastery-Orientierung), fokussierte. Dies gilt sowohl bei hypothetischem Erfolg als auch bei Misserfolg.
Möglicherweise spielt die Kontrollierbarkeit der Ursache hier eine Rolle. Dann könnte es sich zum Beispiel einmal um Anstrengung und das andere Mal um Fähigkeiten handeln (Lazarus, 2007, S. 57 ff).

2.1.8 Konzept der Zielorientierungen (nach Elliot) und Motivation

Elliot und Harackiewicz entwickelten 1996 ein integratives Modell, welches das Konzept der Leistungsmotivation und das Konzept der Zielorientierung miteinander verbindet.

Darin postulieren sie drei unterschiedliche Leistungsorientierungen (Elliot & Harackiewicz, 1996 zitiert aus: Lazarus, 2007, S. 47 ff):

- Das sogenannte Mastery Goal, hier ist die Entwicklung von Kompetenzen und die Aufgabenbewältigung im Vordergrund.

- Den Performance Approach beziehungsweise Leistung-Annäherung, wobei es hier darum geht, seine Kompetenz im Vergleich zu anderen Teilnehmern zu zeigen.

- Schließlich die Performance Avoidance, beziehungsweise Leistung-Vermeidung, wo es darum geht, negative Leistung und Inkompetenz im Vergleich zu anderen Menschen nicht zu zeigen (Elliot & Harackiewicz, 1996 zitiert aus: Lazarus, 2007, S. 47 ff).

Elliot und Church stellen dieses Modell dann 1997 in einen umfangreichen theoretischen Kontext. Es entsteht ein hierarchisches Konzept. Dieses Modell sieht Zielvorstellungen als ein Konzept der mittleren Ebene an, welches strukturell zwischen globalen motivationalen Dispositionen und spezifischen Verhaltenskonsequenzen angesiedelt ist. Die Zielvorstellungen werden somit als proximale Verhaltensregulatoren wahrgenommen. Dies bedeutet, dass sich Zielvorstellungen stärker auf das Verhalten hinsichtlich Leistung auswirken, während die motivationalen Dispositionen, also die Motivatoren einer Person, einen distalen und indirekten Einfluss auf die konkreten Zielmanifestationen ausüben. Man könnte sagen, laut diesem Modell ist die Zielvorstellung an der Motivation am stärksten beteiligt.

Die übergeordneten motivationalen Dispositionen stellen bewusste oder unbewusste Bedürfnisse dar, wie zum Beispiel die Hoffnung auf Erfolg und die Angst vor Misserfolg. Als vorrangige Bedingungen treiben sie das leistungsbezogene Verhalten indirekt an, motivieren sozusagen die Person und lenken deren Verhalten. Dies erfolgt durch die konkrete Repräsentation der Leistungsziele. Parallel dazu beeinflussen die bestehenden Kompetenzerwartungen die Leistungsziele unabhängig von den motivationalen Dispositionen.

Die motivationalen Dispositionen und die Kompetenzerwartungen wirken sich auf die selbst regulierende Funktion der Leistungsziele aus. Die Leistungsziele werden demnach im Modell als „konkrete Überbringer" der auf einem höheren Niveau angesiedelten leistungsrelevanten Motive definiert. (Lazarus, 2007, S. 45 ff)

- Elliot und McGregor erweitern 2001 das Modell um eine vierte Ausprägung (Lazarus, 2007, S. 44 ff): die Mastery Avoidance-Orientierung (die dadurch gekennzeichnet ist, aus der Angst heraus, Kompetenzen möglicherweise nicht entwickeln zu können und daher in ein Vermeidungsmuster zu fallen).

Grundlage dafür ist die Überlegung, dass Kompetenz beziehungsweise Leistungsziele nach zwei grundlegenden Dimensionen unterschieden werden können:

Erstens, die Definition der Fähigkeit,
diese kann einerseits intrapersonal, das heißt verglichen mit den eigenen Leistungen in der Vergangenheit oder mit der persönlichen Maximalleistung und andererseits normativ, das heißt verglichen mit der Leistung der Anderen, definiert werden. Die Fähigkeit wird nach Elliot und McGregor in den Ansätzen der Zielorientierung implizit berücksichtigt und drückt sich in der Mastery-/Performance-Dichotomie aus, dem zentralen Charakteristikum dieser Theorie.

Zweitens, die Definition der Wertigkeit,
sie kann einerseits positiv und wünschenswert wie Erfolg sowie andererseits negativ und nicht wünschenswert wie Misserfolg betrachtet werden. Die Wertigkeit ist ein zentraler Faktor der klassischen Leistungsmotivationstheorie mit den Ausprägungen der Annäherung versus Vermeidung.

Es entsteht ein 2x2-Modell mit den Zellen Performance Approach (normativ-positiv), Performance Avoidance (normativ- negativ), Mastery Approach (intrapersonal-positiv) und Mastery Avoidance (intrapersonal- negativ), (Lazarus, 2007, S. 50 ff)

Dieses Modell ist in der folgenden Abbildung dargestellt:

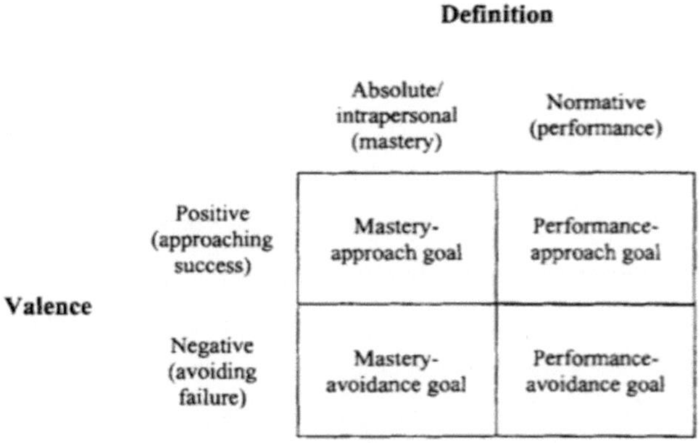

		Definition	
		Absolute/ intrapersonal (mastery)	Normative (performance)
Valence	Positive (approaching success)	Mastery-approach goal	Performance-approach goal
	Negative (avoiding failure)	Mastery-avoidance goal	Performance-avoidance goal

Abbildung 3 Modell nach Ellis und McGregor (2001)

Lazarus (2007) beschreibt, dass sich in mehreren Studien zeigen ließ, dass sich die Mastery-Orientierung, (also Focus auf Kompetenzentwicklung und Aufgabenbewältigung), besonders positiv auf die intrinsische Motivation auswirkt. Die Performance Approach-Orientierung (das heißt der Vergleich mit anderen TeilnehmerInnen) zu besseren Abschlussnoten führte und die Performance Avoidance-Orientierung (wie zum Beispiel Vermeidung von möglichem schlechten Abschneiden innerhalb einer Teilnehmergruppe durch Vermeidung von Leistungserbringung) sowohl auf die intrinsische Motivation als auch auf die Abschlussnote nachweislich negative Effekte hatte.

Dabei wirkt sich nach den Erkenntnissen von Elliot und Kollegen besonders die Mastery-Orientierung positiv auf die intrinsische Motivation aus. Die Performance Approach-Orientierung wirkt sich positiv auf die Leistungsergebnisse aus, während die Performance Avoidance-Orientierung nachweislich nachteilige Effekte auf beide Variablen hat (Lazarus, 2007, S. 54).

Nach Lazarus (2007, S. 50) wird in jüngster Zeit von verschiedenen Autorinnen und Autoren angenommen, dass die Übernahme einer multiplen Leistungsziel-Perspektive im wirklichen Leben die beste Anpassung einer Person an die Herausforderungen von Leistungssituationen darstellt.

2.1.9 Intrinsische Motivation

Kron, (2008, S. 160) beschreibt intrinsische Motivation nach Skinner als Antrieb zum Lernen, zur Auseinandersetzung mit der Welt und holistisch, zur Sozialisation. Intrinsische Motivation des Individuums führt zur produktiven und schöpferischen Arbeit sowie zu Entdeckungen und induziert daher permanente Neugier. Ist intrinsische Motivation im Individuum vorhanden, so benötigt es keiner extrinsischen Motivation. Skinner beschreibt hier, dass sich ein Individuum selbst stimulieren oder verstärken kann. Er verwendet für dieses intrapsychische Phänomen auch den Begriff der „Selbstverstärkung". Beschrieben wird dies als einen Lernprozess des Organismus der von der Umwelt positiv verstärkt wird wenn Verhaltensweisen die er äußert dann positiv registriert werden. Er sieht in der Möglichkeit der Selbstverstärkung die Freiheit des Menschen, seiner eigenen Entscheidungsfreiheit. Dieser, auf selbige Weise strukturierte Lernprozess wird „operantes Lernen" genannt.

Wobei Motivation in

- intrinsische Motivation, welche vom Individuum selbst- beziehungsweise innengesteuert erscheint und in
- extrinsische Motivation, welche fremd- beziehungsweise außengesteuert ist, unterschieden wird.

Stimulierende Lernumgebungen, welche so organisiert sind, dass die Teilnehmerinnen und Teilnehmer ihr Interesse und ihre Neugier entdecken können, beziehungsweise sogar Spaß am Lernen erzeugen, können allerdings intrinsische Motivation hervorrufen (Kron, 2008, S.137 & S. 239).

Schewior-Popp (1986) hält sich in ihrer Abhandlung über Motivationsprozesse an Bandura. Hier wird postuliert dass etwas, dass einmal gelernt wurde, auch dauerhaft zu behalten wird. Über den Mechanismus der einerseits materiellen und andererseits sozialen Verstärkung kann das Individuum erkennen, dass sich ein gewisses Verhalten „lohnt". Wobei diese Wirksamkeit entscheidend von den bisherigen Erfahrungen, dem persönlichen Gütemaßstab und dem beruflichen Selbstverständnis, also vom Selbstkonzept der Person abhängt, Dieses Selbstkonzept wird nach Bandura als nicht statisch beschrieben und kann (von mehreren Faktoren, Anm. d. Autorin) daher beeinflusst werden (Bandura, 1976 zitiert nach Schewior-Popp, 1986, S. 172 ff).

Bandura (Bandura, 1976 zitiert nach Schewior-Popp, 1986, S. 175) beschreibt drei unterschiedliche förderliche Verstärker:

- Fremdverstärkung - dies kann durch ein Lernmodell oder eine Person (zum Beispiel eine Teilnehmerin/ein Teilnehmer oder die Lehrperson) erwirkt werden –

- Stellvertretende Verstärkung - das heißt, die positiven Folgen des zu lernenden Handelns werden bei anderen Personen beobachtet, welche sich entsprechend verhalten,

- Selbstverstärkung - kann durch das sich-messen am individuellen Gütemaßstab beziehungsweise Anspruchsniveau erfolgen, also intrinsisch.

Viele pädagogisch-didaktische Modelle, die der Verfasserin dieser Arbeit bekannt sind, haben sich unterschiedlichst ausgerichtet. Allerdings wurde, trotz manchmal unterschiedlicher Begriffsdefinition, der Aspekt der Attribution im Zusammenhang mit Motivation immer wieder abgehandelt, egal ob bei Bandura, Skinner, bei Klafki oder anderen Wissenschaftlern im Bereich Pädagogik.

2.1.10 Rahmenbedingungen eines Lehrganges und Motivation

Ein Erfolg im Unterricht bedeutet, dass die TeilnehmerInnen daraus einen Nutzen haben und diesen erkennen. Dies trägt maßgeblich zur Motivation bei.

Es ist grundsätzlich wichtig, dass die Teilnehmerinnen und Teilnehmer der Lehrgänge eine kategoriale Bildung im Sinne von Klafki, (Kron, 2008, S. 72 ff), erhalten. Sie sollen einerseits pflegetheoretisches und pflegepraktisches Wissen erlernen sowie die damit verbundenen Kompetenzen erlangen und andererseits das Werkzeug erhalten, sich selbstständig Wissen anzueignen. Ebenso soll das Ableiten von Inhalten und das Üben zum Erlangen von Kompetenzen selbst erlernt werden.

Die Lernziele sollten ganz im Sinne von Kompetenz, Autonomie und Solidarität wie die zentralen Lernziele bei Schulz gewählt werden (Kron, 2008, S. 97). In Anlehnung an Möller (Kron, 2008, S. 104 ff) können diese Ziele dann auch für das handlungsorientierte Lernen in Grob- und Feinziele, affektive, kognitive und psychomotorische Ziele definiert werden.

Der Unterricht sollte "Adressatenorientiert" nach Flechsig und Haller (Kron, 2008, S. 127 ff) erfolgen. Dies bedeutet dass zum Beispiel eine situationsbezogene Arbeit mit den Gruppen vor Ort durchgeführt wird.

In der kritisch-konstruktiven Didaktik nach Klafki setzt sich Bildung aus Sachkompetenz, Selbstkompetenz und Sozialkompetenz zusammen (Kron, 2008, S. 83). Der Inhalt sollte daher nach Gegenwartsbedeutung, Zukunftsbedeutung und Exemplarität (Kron, 2008, S. 89) ausgewählt werden.

Die Bund-Länderkommission für Bildungsplanung (Peter 2013, S. 3) hat hierzu die Arten von Schlüsselkompetenzen dargestellt.

Diese Umfassen folgende Kompetenzen:
- Methodenkompetenz
- Sozialkompetenz
- Individual- oder Selbstkompetenz
- Fachkompetenz, aufgespalten in Handlungs- und Medienkompetenz

Rahmenbedingungen für eine Ausbildung werden oftmals von der Institution und dem Leitbild beziehungsweise auch den Angestellten der Institution geprägt. Natürlich sind auch die gesetzlichen Vorgaben für eine Ausbildung zu den Rahmenbedingungen zu zählen.

Durch gesetzliche Vorgaben für eine Ausbildung sind die Rahmenbedingungen für das Curriculum in Form einer Richtlinie geschaffen. Aus diesem leiten sich die Unterrichtsfächer und deren Prüfungsmodalitäten ab. Die gesetzlichen Rahmenbedingungen für die Ausbildung zur Heimhilfe sind im niederösterreichischen Landesgesetz, dem NÖ Sozialbetreuungsberufegesetzes 2007, dessen Änderung im Jahr 2012 erfolgte, fix festgehalten. Dieser Aspekt der Bedingungsfelder kann nicht verändert werden.

Wie die Aufarbeitung hinsichtlich Pädagogik und Didaktik erfolgt, ist allerdings der Institution überlassen.
Die Beeinflussung der Bedingungsfelder für das Lernen, ist zum einen Teil abhängig von der Institution und zum anderen Teil auch von den anderen Lernumfeldern wie zum Beispiel den Praktikumsstellen. Hier ist es seitens der

Institution wichtig darauf zu achten, die für ihr Leitbild im Rahmen der Ausbildung erwünschten Praktikumskooperationen zu schließen.

Die Lernumgebung im häuslichen und privaten Umfeld kann nur vom Lernenden selbst beeinflusst werden. Allerdings kann eine Unterstützung der Institution dahingehend erfolgen, dass für eine vereinbarte Lerndauer Raum bereitgestellt werden kann falls es der/dem Lernenden nicht möglich ist zuhause zu Lernen.

Ebenso kann durch eine geschickte Auswahl der Lehrpersonen, welche das Leitbild der Institution unterstützen und prägen, eine Fremdverstärkung hinsichtlich Motivation der Lehrgangsteilnehmerinnen und Lehrgangsteilnehmer erfolgen.

2.1.11 Advanced Nursing Practice

Zu Beginn des 21. Jahrhunderts wurde im internationalen Diskurs zumindest für die Grunddefinition von Advanced Nurising Practice ein Konsens erzielt. Die Verfasserin möchte hier zwei Definitionen für ANP/APN anführen. Einerseits eine international bekannte und anerkannte Definition aus dem angloamerikanischen Raum von Hamric et al (2009), andererseits jene vom International Council of Nurses (ICN, 2008).
Das ICN beschreibt die erforderlichen Kompetenzen und die Aufgaben von ANP's wie folgt:

> "(The) APN is a registered nurse who has acqired the expert knowledge base, complex decision-making skills and clinical competencies for expanded practice, the characteristics of which are shaped by the context and/or country in which s/he is credentialed to practice. A master's degree is recommended for entry level." (ICN, 2008, S. 7)

Es werden folgende Praxisanforderungen an APN's gestellt:

- Kognitive, integrative und technologische Fähigkeiten um ethische und kulturelle Sicherheitshandlungen in die Praxis umzusetzen sowie Prozeduren, Protokolle und Richtlinien zu entwickeln.

- Evidence based care in primäre-, sekundäre- und tertiäre Settings in städtischen und ländlichen Gemeinden zu entwickeln.

- Durchführung von direkter Patientinnen- und Patientenversorgung auf hohem autonomen Niveau und Management von Gesundheitsproblemen auch durch die Anwendung von Casemanagement-Kompetenzen.

- Verantwortlichkeit in der Versorgung von Gesundheitsförderung, Patienten- und Gruppenedukation, Mentorship, Führung und im Management im Praxisfeld.

- Aufrechterhaltung der Aktualität und Verbesserung der Pflegepraxis, durch Übersetzung, Nutzbarmachung und Implementierung von verwendbarem Forschungswissen.

- Engagement in der Partnerschaft mit Patientinnen, Patienten und anderen Gesundheitsprofessionen um die benötigten Ressourcen für eine kontinuierliche Pflege zu determinieren. Genauso wie auch in der Entwicklung einer partnerschaftlichen Beziehung zu Stakeholdern, welche direkten Einfluss auf das politische Umfeld der Gesundheitsversorgung haben. (ICN, 2008, S. 13-21)

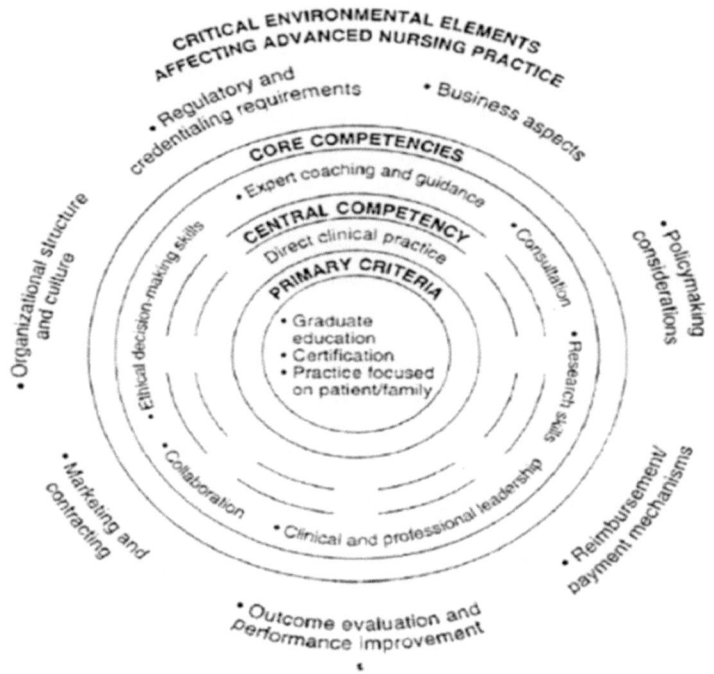

Abbildung 4 Model of Advanced Practice Nursing (Hamric et al., 2009)

In dieser Graphik beschreibt Hamric et al (2009, S. 60) die primären Kriterien, die zentralen Kompetenzen und die Kernkompetenzen die ein Advanced Nursing Practitioner ihrer Ansicht nach benötigt. Wie man gut erkennen kann, ist es in ANP unumgänglich neben einer fundierten Ausbildung auch aktiv in der Praxis zu bleiben. Allerdings sieht man ANP hier sehr wohl auf Leadership-Niveau mit aktiver Praxisanteilnahme im Bereich der Implementierung, Schulung und Anleitung. Hamric et al (2009, S. 79) sehen im Bereich des Ausbildungsniveaus definitiv Mas- ter- oder DNP-Niveau als Voraussetzung für ANP.

> "Direct care is the central competency of advanced practice nursing. This competency informs and shapes the execution of the other six competencies." (Hamric et al, 2009, S. 123)

Die sechs Charakteristika von ANP im Bereich der direct care sind laut Hamric et al (2009, S. 126):

- das Benutzen einer holistischen Perspektive
- das Formieren einer therapeutischen Partnerschaft mit der Patientin, dem Patienten
- klinisches Expertendenken und geschickte Durchführung
- das Benutzen von reflexiver Praxis
- den Gebrauch von Evidence als Leitung für die Praxis
- die Verwendung von verschiedenem herangehen an Gesundheits- und Krankheitsmanagement

> *"Together, these characteristics form a solid foundation for providing scientifically based, person-centered, and outcome-validated health care."* (Hamric et. al, 2009, S. 152)

2.1.12 Education als Schwerpunkt bei Advanced Nursing Practice

> *„Teaching and coaching are recognized as core competencies of APN's."* (Hamric et al., 2009)

Eine Kernkompetenz von Advanced Nursing Practice stellt der Bereich Education dar. Die Anforderung an eine Advanced Practice Nurse, evidence based zu arbeiten, ist auch hier ein vorrangiges Thema.

Eine Lehrkraft, welche zusätzlich auch eine APN ist, kann aufgrund ihrer akademischen Zusatzqualifikationen in unterschiedlichsten Themenbereichen, (Case and Care-Management, Pflegeberatung, Praxisanleitung, Familiengesundheitspflege, Gesundheitsvorsorge, Gerontologische Pflege und Pflege von chronisch Kranken), den Schulterschluss zwischen Theorie und Praxis herstellen und ihre Qualifikationen als Lehrkraft dazu nutzen, den Theorie-Praxis-Transfer aufgrund ihrer vertieften Kompetenzen gerade in diesem Bereich, nämlich dem Transfer, zu optimieren.

Obwohl das Positionspapier zu ANP in Österreich ausdrücklich eine Lehrkraft nicht als APN sieht, ist allerdings nicht ausdrücklich festgehalten, dass eine APN nicht auch beide Funktionen einnehmen kann. In der Schweiz gibt es zum Beispiel Praxislehrerinnen/Praxislehrer, welche zu 50% in der Lehre und zu 50% in der Praxis verankert sind.

2.2 Verknüpfung von Theorie und Empirie

> *"Vom Überblick* (Theorie/Gesamtwissen, Anm. der Verfasserin) *und Einblick* (Praxis/Detailwissen, Anm. der Verfasserin) *zum Durchblick* (Verbindung von Theorie und Praxis, Anm. der Verfasserin)." (Zitat Dr. Peter, LV Pädagogik u. Didaktik, 2012)

Individuen interpretieren den Erfolg oder Misserfolg ihrer Handlungen als Ergebnis vorangegangener Vorgänge, die sie entweder selbst verursacht haben oder die von außen ausgelöst sind. Eine andere grundlegende Deutung betrifft die angenommene Stabilität dieser Faktoren: Sind sie über längere Zeit stabil oder variabel? Aus diesen verschiedenen Interpretationsmöglichkeiten kann die Note für eine Prüfungsarbeit nun wie folgt erklärt werden: Die Teilnehmerin/der Teilnehmer glaubt, die Note sei Ergebnis ihrer/seiner stets guten Leistungsfähigkeit beziehungsweise schreibt sie ihrer vorhergehenden Anstrengung und ihrem Fleiß zu. Andererseits könnte die Note auch dadurch erklärt werden, dass die Arbeit sehr leicht gewesen sei beziehungsweise dass auch nur schlicht und einfach Glück im Spiel war.

Wie also eine Person ihren Erfolg oder Misserfolg erklärt, bestimmt auch, wie sie sich dabei fühlt. Dies kann auch das Resultat dessen sein, wie viel Anstrengung sie beim nächsten Mal investiert.

Menschen haben also grundsätzlich das Bedürfnis, die Ereignisse in ihrer Umwelt mit Ursachen zu verbinden. Je nachdem, welche Begründungen die Betroffenen finden, hängt unter Anderem auch davon ab, welche Informationen ihnen zu dem Ereignis vorliegen beziehungsweise für sie damit zusammenhängen. Dies wird auch wissenschaftlich erklärt und empirisch bewiesen. Ein Muster aus Konsensus, Konsistenz und Distinktheit führt zur Attribution auf Faktoren internal oder external einer Person. Diese vorgenommenen (oder auch erlernten) Erklärungsansätze werden von der jeweiligen Person über verschiedenste Situationen beibehalten. Wie schon im oberen Absatz erwähnt beruht dies zum Teil auf die bisherigen Erfahrungen des Individuums. Dies kann zum Beispiel bei häufigen Misserfolgen in Leistungssituationen vorkommen, wenn die Person dazu neigt, Misserfolg internalen, stabilen und globalen Faktoren zuzuschreiben, wie ihrer Begabung und gleichzeitig Erfolg auf externale, variable und spezifische Faktoren, wie Zufall, zurück führen, so spricht man von einem pessimistischen Attributionsstil.

Beim umgekehrten Muster liegt ein optimistischer Attributionsstil vor. Der personelle Attributionsstil wirkt sich somit auf das Verhalten einer Person in Lernsituationen (natürlich auch in anderen Lebenssituationen) aus.

Prinzipiell hat ein optimistischer Attributionsstil positive Effekte auf das Leistungsverhalten, dies aber nur, wenn dieser realistisch ist. Das bedeutet, dass ein optimistischer Attributationsstil mit den tatsächlichen Fähigkeiten der Person übereinstimmt muss (Lazarus, 2007; Hogg et al., 2011).

Aus ihrer Praxiserfahrung kann die Verfasserin bestätigen, dass diese Forschungsergebnisse hinsichtlich Leistungsbeeinflussung durch Attribution reproduzierbar sind. Wenn eine Teilnehmerin ihr schlechtes Abschneiden bei einer Prüfung ihren negativen Fähigkeiten zuschrieb, dann kam es sogar vereinzelt dazu, dass die Ausbildung von der Teilnehmerin abgebrochen wurde. Wurde aber der Misserfolg mit ungenügendem Einsatz beim Lernen verknüpft, so konnte beobachtet werden, dass diese Teilnehmerinnen durch den vermehrten Eifer im Lernen versuchten, die schlechten Prüfungsleistungen wett zu machen. In den meisten Fällen, war dies auch von Erfolg gekrönt.

Wie schon im theoretischen Teil beschrieben wurde, wird von verschiedenen Forschern hinsichtlich des akademischen Selbstkonzepts postuliert, dass ein hohes Konzept der eigenen Fähigkeiten positive Auswirkungen auf die eigene Leistung hat, solange es keine überzogenen Ausmaße annimmt. Beobachtungen in der Praxis haben gezeigt, dass jene Kursteilnehmerinnen, die ihr Wissen selbst überschätzt haben in Prüfungen meist schlechter abschnitten. Dies war oft darin begründet, da sie dachten, dass Praxiserfahrung aus vorangegangen Tätigkeiten ohne theoretischem Hintergrundwissen vollkommen ausreichend sei um bei Examen erfolgreich zu sein. Diese Personen sind also davon ausgegangen, dass fehlendes Theoriewissen durch Ihre Praxiserfahrung wett gemacht werden kann und sie deshalb weniger lernen müssen.

Die positive Verstärkung der Motivation durch das Erkennen des eigenen Wissens wurde auch im Interview 1 erkennbar. Die Teilnehmerin beschreibt, wie schwierig es für sie war, gewisse Unterrichtsgegenstände wie zum Beispiel Pharmazie bis zu dem bestimmten Zeitpunkt zu erlernen. Später konnte sie jedoch als betroffene Angehörige im Krankenhaus erkennen, dass sie dadurch einen Vorteil im Gespräch mit dem Fachpersonal hatte.

> K: „Aber es ist dann schon positiv, wenn du weißt um was es geht und was die Schwestern reden.....die Fachausdrücke." (Int.1, Abs.20)

Darauf wird im empirischen Teil noch genau eingegangen.
Die Verfasserin kann hier auch ein Beispiel aus ihrer eigenen Erfahrung einbringen. Sie musste sich von den Vorleistungen eines früheren Studiums vor circa 15 Jahren in einem Studiengang der Universität Wien selbst emotional lösen. Dies war erforderlich, da sie bei der ersten schriftlichen Prüfung zu Beginn des neuen Studiums der Pflegewissenschaft an der Universität Wien begann, ihre Leistungen mit denen aus dem früheren Studiengang zu vergleichen und dies mit Ängsten des Versagens einher ging. Obwohl die Autorin sich ihrer guten Leistungen und ihres Wissensschatzes bewusst war sowie eine realistische Einschätzung ihres akademischen Selbstkonzepts besaß, konnte sie sich nur schwer von

diesen Emotionen lösen. Erst der erlangte erste Prüfungserfolg, (den die Verfasserin eigentlich realistisch vorher auch so eingeschätzt hatte, bevor sie den Prüfungssaal betrat), gab ihr Bestärkung, erhöhte ihre Motivation und reduzierte die Angst des Versagens deutlich.

Bezugnehmend auf die irrationalen Überzeugungen und den auf sich selbst gerichteten Perfektionismus nach A. Ellis (Lazarus, 2007) kann die Verfasserin dieser Arbeit auch aus ihrer Erfahrung als Lehrkraft diverse Evidenzen wie folgend beschreiben.

Aus der Praxiserfahrung kann die Autorin berichten, dass Teilnehmerinnen welche den Beruf bereits mehrere Jahre ausgeübt hatten und eine gesetzlich erforderliche Ausbildung (zusätzliche Ausbildung beziehungsweise eine Aufschulung) machten beinahe irrational hohe Anforderungen an sich bezüglich der Leistungen und Erfolgsquote in Prüfungssituationen stellten. Ebenso gekoppelt war dies mit hohen Versagensängsten. Trotz sehr guter beziehungsweise sogar herausragender Leistungen bestand weiterhin der feste Glaube und die große irrationale Angst, beziehungsweise drastische Fehleinschätzung, unter Umständen nicht gut genug zu sein.

Hinsichtlich Selbstkonzept, Attributierung und Zielorientierung kam Lazarus (2007) zu dem Ergebnis, dass Personen mit einem hohen Selbstwert weniger zu einer Vermeidungsorientierung neigen als Menschen mit einem niedrigen Selbstwert. Aus der Lehrpraxis können diese empirischen Ergebnisse mittels Beobachtungen bestätigt werden, Es konnte beobachtet werden dass Teilnehmerinnen, welche einen hohen Selbstwert hatten, deutlich weniger Bedenken äußerten, wenn sie in einer Prüfungssituation ein schlechtes oder sogar negatives Ergebnis erzielten und gegebenenfalls die Prüfung wiederholen mussten. Sie schienen positiv hinsichtlich Selbstkonzept eingestellt zu sein und auch stabil, global und internal zu attribuieren. Wohingegen Teilnehmerinnen mit geringem Selbstvertrauen und schlechteren Leistungen eher dazu neigten, sich selbst als „nicht intelligent genug" zu bezeichnen. Dies ging sogar so weit, dass manche Teilnehmerinnen den Kurs abbrachen, wie oben auch schon beschrieben wurde.

Ebenso konnten massive Auswirkungen auf solche Entscheidungen festgestellt werden, die durch das soziale Netzwerk, beziehungsweise das eigene Bewusstsein eines sozialen Netzes beeinflusst wurden. Dies wiederum könnte hinsichtlich einer optimistischer Performanceorientierung deuten.

Wie im theoretischen Teil schon abgehandelt, kann nach Ansicht der Autorin intrinsische Motivation nur durch passende positive Attribution erweckt, beziehungsweise verstärkt werden. Wobei auch die extrinsische Motivation der Teilnehmerinnen und Teilnehmer dahingehend ausgerichtet werden sollte, denn nur wenn intrinsische Motivation beim Individuum vorhanden ist, kann mittels extrinsischer Motivation der Lernerfolg noch gesteigert werden. Dies kann mittels den erwähnten stimulierenden Lernumgebungen erreicht werden. Aus der Erfahrung der Verfasserin dieser Forschungsarbeit als Lehrerin und als Lernende kann dies hier nur empirisch belegt werden.

Wenn für eine lernende Person die Lernumgebung so gestaltet wird, dass sie dem Drang nach Wissen nachgehen kann, indem zum Beispiel die Bibliothek gut ausgestattet und zugänglich gemacht wird, kann Recherchearbeit dadurch motivierend gestaltet werden. Ebenso ist es sehr positiv konnotiert, wenn Lehrpersonen als sogenannte Coaches die Lernenden dahingehend begleitend unterstützen, ihre Wege selbst zu finden und trotzdem nicht das Ziel aus den Augen zu verlieren. Die Entwicklung von Kompetenzen und nicht das alleinige Vermitteln von Wissen sollte im Vordergrund stehen. Dadurch sollen beziehungsweise können auch dem Individuum seine Möglichkeiten eröffnet werden. Die Verwendung verschiedenster Medien bringt hier der Lehrperson den motivationalen Vorteil, den lernenden Menschen optimal, nämlich über individuelle Vorlieben beim Lernen, ansprechen und somit motivieren zu können.
Basierend auf Praxiserfahrungen in der Lehre und in der Advanced Nursing Practice, ist zu erwähnen, dass eine akademische Vertiefung des Wissens, sowie die Kompetenz wissenschaftliche Studien hinsichtlich ihrer Evidenz und ihrer Praxisrelevanz beurteilen zu können und auch die durch die Ausbildung zur ANP/APN vertiefte Verankerung mit der Praxis die Werkzeuge zur Optimie-

rung des Unterrichts implementiert sind. Durch die erlernten Kompetenzen im Bereich Critical Thinking, den Schwerpunkt Ethik sowie auch der Patientenedukation (PE) und lösungsorientierter Beratung beziehungsweise Familienberatung werden Wege eröffnet, die auch im Bereich der Lehre gut betreten werden können.

3 Empirischer Teil

In diesem Kapitel wird der Forschungsansatz, die Aufbereitung der gewonnenen Daten, die ethischen Überlegungen zur Studie sowie der Zugang beschrieben. Die Gütekriterien qualitativer Forschung werden kurz dargelegt und deren Bedeutung erläutert.

3.1 Methodologie

In der qualitativen Forschung geht man davon aus, dass Wahrheit nicht etwas Objektives, Quantifizierbares ist, sondern etwas Subjektives, das durch die Interaktion zwischen Menschen entsteht (Mayer, 2011, S. 89).

Da hier das Erleben eines Phänomens erfasst werden soll, wurde ein qualitativer Forschungsansatz gewählt.

3.1.1 Forschungsansatz

Das Interesse dieser Arbeit liegt darin, zu erörtern, welchen Beweggrund Frauen im Alter zwischen 30 und 50 Jahren haben die Heimhilfe-Ausbildung zu absolvieren. Ebenso soll betrachtet werden wie sich die Unterstützungsmöglichkeiten durch Advanced Nursing Practice im Bereich der Education sich auswirken können.

Im Speziellen soll das Phänomen Motivation und die Wahl zu dieser Heimhilfeausbildung aus der Sicht der Teilnehmerinnen betrachtet werden um herauszufinden zu können, warum die Entscheidung zur Heimhilfe-Ausbildung von den Teilnehmerinnen getroffen wurde., Zusätzlich soll die familiäre Unterstützung beleuchtet und welche Belastungen durch die Ausbildung erlebt werden. Ebenso soll in Erfahrung gebracht werden, wie der Ausbildungsalltag aus der Sicht der Teilnehmerinnen erlebt wurde und welche Zukunftsvorstellungen sie hatten und haben. Eine zentrale Frage ist daher auch, wie es die Teilnehmerinnen der Ausbildung immer wieder geschafft haben, sich zum Lernen zu motivieren.

Der Versuch der Erfassung dieses Phänomens erfolgte mittels qualitativen Interviews. Die Auswertung der Interviews wurde in Anlehnung an Mayring durchgeführt.

Da die Aussagekraft einer qualitativen Forschungsarbeit an den Gütekriterien derselben liegt, werden diese hier kurz erläutert.

Die Gütekriterien umfassen:

- die Verfahrensdokumentation (damit die ausführliche Dokumentation der Studie für andere Forscherinnen und Forscher nachvollziehbar und reproduzierbar ist).

- die argumentative Interpretationssicherung (soll eine intersubjektive Nachvollziehbarkeit für die Leserin/den Leser erzeugen)

- die Regelgeleitetheit (für die Nachvollziehbarkeit im Sinne der systematischen Bearbeitung und dem zielgerichteten schrittweisen beziehungsweise sequentiellen Vorgehen)

- die Nähe zum Gegenstand (ist in der qualitativen Forschung Primat und soll sicherstellen, dass die Lebenswelt der Betroffenen und deren Relevanzsysteme mit einbezogen sind)

- die kommunikative Validierung (Feedback zur Überprüfung der Ergebnisse und deren Interpretation um Miss-interpretationen seitens der Forscherin/des Forschers zu verhindern)

- der Triangulation (das Heranziehen verschiedener Methoden, Interpreten und Datenquellen, um die Stärken und Schwächen der gewählten Methode aufzuzeigen und ein Phänomen möglichst breit abzubilden (Zellhofer, 2012)).

Ebenso muss auch die Wahl des Settings sowie die Art der Beschreibung und der Auseinandersetzung mit den beobachteten und erfassten Phänomenen für die Erfassung der Aussagekraft analysiert werden.

Je nach Wahl des Settings und Möglichkeit an Abstrahierung der Phänomene (je nachdem wie spezifisch die Phänomene für das Setting sind) kann die Aussagekraft variieren. Manche Forschungsansätze besitzen eine sehr geringe Reichweite, weil sie sehr spezifisch für ein gewisses Phänomen gewählt sind, (zum Beispiel eine Limitierung auf ein bestimmtes Klientel), wobei aber dadurch nicht die Aussagekraft geschwächt sein muss. Für einen genau definierten Rahmen kann die Aussagekraft dennoch sehr hoch sein. Die Reichweite, also die Umlegbarkeit auf andere Settings oder Phänomene dafür aber sehr gering (Eder, 2013, S. 13).

Die sich aus dem Forschungsinteresse heraus ergebenden Forschungsfragen (wie schon am Anfang der Arbeit beschrieben) sind daher:

- Welche intrinsische Motivation haben Frauen im Alter zwischen 30 und 50 Jahren sich für die Heimhilfeausbildung zu entscheiden?

- Wie kann Advanced Nursing Practice in der Edukation positive Beiträge zur Verbesserung der Ausbildung beziehungsweise zur Motivation der Teilnehmer leisten?

3.1.2 Datenerhebung

Die Erhebung der Daten erfolgte mittels qualitativer, halboffener Interviews, welche digital (auf mp3) aufgenommen und anschließend unter Beibehaltung der Originalsprache transkribiert wurden. Die Interviews wurden anhand eines Interviewleitfadens geführt. Das Ziel der vorgenommenen Transkription ist es, die Gespräche möglichst detailgetreu aufzuzeichnen und so für die Datenauswertung zur Verfügung zu haben. Anhand der erhaltenen Transskripte wurden jene Bereiche intensiv analysiert, die für die Forschungsfragen von Relevanz waren. Es wurden Gemeinsamkeiten und Unterschiede zwischen den Interviews herausgearbeitet. Anhand dieser wurden die gefundenen Indikatoren beziehungsweise Kriterien herausgearbeitet und mit den Forschungsfragen in Zusammenhang gesetzt sowie diskutiert.

3.1.3 Ethische Überlegungen

Forschungsarbeiten, die „am Menschen" durchgeführt werden bedürfen einer kritischen ethischen Betrachtung. Hier werden kurz die Grundlagen der Ethik in der Pflegeforschung erörtert und ein Bezug zur vorliegenden Studie hergestellt.

Wie immer in der Humanforschung gilt, dass die Gesundheit und die Persönlichkeitsrechte der Probandin zu schützen sind (Körtner, 2004, S. 152 ff).

In der Praxis lässt sich dies durch die folgenden Punkte umsetzen:

- Freiwillige Teilnahme im Sinne eines sogenannten „Informed Consent", das heißt die Teilnehmerinnen wurden umfassend informiert, um selbst entscheidungsfähig zu sein. Sie können somit etwaige Risiken bei der Teilnahme, die für sie selbst entstehen könnten einschätzen und freiwillig entscheiden ob sie antizipieren möchte oder nicht. Diese Entscheidung darf nicht erzwungen sein. Ebenso steht der Teilnehmerin das Recht zu, die Teilnahme an der Untersuchung zu verweigern beziehungsweise diese jederzeit zu wiederrufen und die Teilnahme zu beenden.

- Anonymität bedeutet, dass jegliche Rückschlüsse auf die Identität der Teilnehmerinnen durch die gewonnen Daten unmöglich sind. Daher darf der Zugriff auf die erhobenen Daten nur für die Forscherin und die Betreuerin der Studie möglich sein. Dies muss auch bei der Aufbereitung der Daten und der Präsentation der Ergebnisse berücksichtig werden.

- Schutz der Einzelnen vor Schäden psychischer wie physischer Art muss gewährleistet sein. Dazu muss die Forscherin schon vor Durchführung der Studie jeweiligen möglichen Schaden und Nutzen sorgfältig abwägen und gegebenenfalls entstehenden Schaden bestmöglich vermeiden (Mayer, 2011, S. 60 ff).

Ethische Überlegungen für die vorliegende Forschungsarbeit:

Fokus dieser Arbeit waren Frauen im Alter zwischen 30 und 50 Jahren, welche die Ausbildung zur Heimhilfe absolviert hatten. Die Teilnehmerinnen wurden sowohl schriftlich als auch mündlich informiert. Sie bekamen das Informationsblatt zur Teilnahme an der Studie bereits vor ab übergeben um Zeit und Ruhe zu haben das Informationsblatt zu lesen. Mit diesem gemeinsam bekamen sie die Einverständniserklärung zur Studie. Diese beiden Schreiben wurden zusätzlich mit jeder Teilnehmerin beziehungsweise jedem Teilnehmer vor dem Interview noch persönlich besprochen.

Die Teilnehmerinnen wurden auch ausführlich über die Gründe für die Ton-Aufnahme des Interviews aufgeklärt und zusätzlich auch, dass sie jederzeit das Interview und die Teilnahme an der Studie abbrechen können.

Es wurden nur mündige, erwachsene Teilnehmerinnen befragt. Der Fokus wurde auch speziell darauf ausgerichtet, dass die Arbeit keinerlei Angriffsfläche für negative Auswirkungen oder Schäden bietet die durch das Interview entstehen könnten. Falls die Teilnehmerinnen eine Frage nicht beantworten wollten, so konnten sie dies auch verweigern.

Wäre ein Thema angesprochen worden, in dem eine unaufgearbeitete Problemlage befürchtet oder erkannt worden wäre, so wäre die Befragung unterbrochen worden. Zusätzlich wäre Hilfe zur Bearbeitung der Problematik vermittelt worden wenn dies von der betroffenen Teilnehmerin gewünscht worden wäre. Der beschrieben Fall ist allerdings nicht eingetreten.

3.1.4 Beschreibung der Interviewpartnerinnen und des Feldzuganges

Auf der Suche nach Interviewpartnerinnen wurden jene Teilnehmerinnen, welche schon einen Lehrgang zur Ausbildung zur Heimhilfe absolviert hatten und den Kriterien (Alter zwischen 30 und 50 Jahren) entsprachen, von der Forscherin entweder persönlich gefragt, angerufen, oder per E-Mail kontaktiert Die Absicht der Forscherin wurde sowohl per E-Mail als auch beim telefonischen und persönlichen Gespräch mitgeteilt. Das Informationsblatt und die Einverständniserklärung wurde jedem Teilnehmer per E-Mail übermittelt. Ebenso wurden das Informationsblatt und die Einverständniserklärung beim Treffen auch von der Forscherin als Ausdruck mitgenommen. Die Information über E-Mail gab den Absolventinnen des Kurses die Möglichkeit, sich zuhause in Ruhe über das Vorhaben zu informieren. Bei positiv beantwortetem E-Mail wurden die Heimhilfen per Telefon kontaktiert und nochmals gefragt, ob sie bereit wären, an der Studie teilzunehmen. Wurde dies nochmals bestätigt, so kam es zur Terminvereinbarung für das Interview. Die Teilnehmerinnen konnten den Ort und Zeitpunkt frei wählen. Diese freie Wahl des Ortes und Zeitpunktes sollte gewährleisten, dass die teilnehmenden Frauen sich weder zeitlich gestresst fühlen, noch Bedenken bezüglich des Gespräches hinsichtlich mithörenden Personen oder einer unangenehmen Umgebung hatten mussten.

Als Setting für diese Studie wurden die Lehrgänge der Schule gewählt, an der die Forscherin selbst tätig ist. Diese Entscheidung wurde auch dahingehend getroffen, da die Forscherin einen möglichen Zusammenhang zwischen ihrer Advanced Nursing Practice Ausbildung und der Lehre hinsichtlich der Motivationsmöglichkeiten darstellen möchte.

Natürlich ist die Aussagekraft dahingehend beschränkt, dass keine anderen Teilnehmer befragt wurden, als jene dieser einen Schule. Allerdings soll auch der Unterricht der Heimhilfelehrgänge dieser Schule optimiert werden, sofern die Ergebnisse dies zulassen.

Um möglichst keinen Bias hinsichtlich der Ehrlichkeit und Glaubhaftigkeit der Aussagen zu produzieren, wurden die Teilnehmerinnen erst einige Zeit nach Beendigung ihrer Ausbildung eingeladen an der Studie teilzunehmen. Die Aussagen hinsichtlich Lehr- und Lernumfeld sollen nicht von der Angst, dass sich dies auf die Abschlussprüfung oder Teilprüfungen im Rahmen der Ausbildung auswirken könnte beeinflusst werden.

Eine Ausweitung der Interviews auf andere Schulen wäre grundsätzlich interessant, hätte jedoch den Rahmen der Arbeit und die dafür vorhandene Zeit gesprengt, wäre allerdings sicherlich interessant.

Die Datenerhebung erfolgte von Mai bis November 2014 in Niederösterreich. Zu Beginn wurde ein Probeinterview durchgeführt um die Korrelation der Fragen mit den gesuchten Forschungsfragen der Forschungsarbeit bestimmen zu können, beziehungsweise abstimmen zu können.
Es wurden vier Interviews mit Absolventinnen eines Heimhilfe-Lehrgangs durchgeführt, die Dauer der Interviews variierte zwischen 12 und 47 Minuten. Die Teilnehmerinnen konnten den Ort des Interviews frei wählen und auch den Zeitpunkt. Grundsätzlich wurde auf ein gutes Gesprächsklima geachtet, ebenso kam es im Anschluss an das Interview meist noch zu einem gemeinsamen Austausch dessen Inhalte allerdings nicht relevant sind für die Forschungsarbeit war.

Vier Teilnehmerinnen meldeten sich sofort und wollten bereitwillig an der Studie teilnehmen. Eine fünfte Teilnehmerin wurde durch sogenannte Mundpropaganda gefunden, da eine Interviewpartnerin, das Interview bereits absolviert hatte, mit einer anderen Kursteilnehmerin gut befreundet ist. Dadurch konnte die fünfte Teilnehmerin zu der Teilnahme an der Studie gefragt und der Kontakt zur hergestellt werden. Eine Teilnehmerin, welche bereits eine Zusage getätigt hatte, musste allerdings aufgrund der großen Entfernung und der Arbeitszeiten absagen, da es nicht möglich war einen Termin für ein Interview zu finden.

Allen vier Teilnehmerinnen wurde die Ausbildung zur Heimhilfe vom Arbeitsmarktservice (AMS) finanziert. Voraussetzung war allerdings eine schriftliche Einstellungszusage des zukünftigen Arbeitgebers. Ein positives absolvieren der Ausbildung war allerdings keine Bedingung zur Finanzierung. Die Anfahrtswege der vier Teilnehmerinnen zur Ausbildungsstätte betrugen zwischen 45min und einer Stunde. Alle vier Frauen hatten schon eine Berufsausbildung im Vorfeld und hatten diesen Beruf auch ausgeübt. Eine Teilnehmerin hatte die Matura, die anderen drei einen Grundschulabschluss. Zwei davon waren vorher langjährig im Gastgewerbe tätig. Drei der Teilnehmerinnen hatten Kinder wovon von zwei die Kinder schon im Erwachsenenalter sind. Eine Teilnehmerin hatte keine Kinder. Alle hatten einen Partner/Ehemann mit fixem Einkommen.

Um auch die Seite der ANP-Lehrkraft darzustellen, wurden Experteninterviews mit Advanced Practice Nurses (APN's) auf schriftlicher Basis durchgeführt. Dazu wurden die APN's im Vorfeld per Mail gefragt, ob sie bereit wären, an der Studie teilzunehmen. Das Informationsblatt und die Einverständniserklärung wurde per Mail übermittelt und ebenso ein Interviewbogen. Die Fragen des Interviewbogens wurden von den teilnehmenden APN's schriftlich beantwortet und per Mail retourniert. Es wurden nur APN's interviewt, welche auch aktiv als Lehrpersonen tätig sind.

3.1.5 Beschreibung der Interviewsituation

Die Wahl des Ortes wurde den Heimhilfen, welche bereit waren, an der Studie teilzunehmen, frei überlassen.
Um der Interviewpartnerin ein Gefühl der Sicherheit zu gegeben, konnte sie den Ort des Interviews selbst wählen. Dies sollte einem Bias in den Antworten aufgrund von Nervosität oder der Befürchtung, dass jemand mit hören könnte, entgegenwirken und reduzieren. Die Teilnehmerinnen wählten den Interviewort auch so aus, dass das Gespräch nicht durch Nebengeräusche oder andere Störfaktoren, welche das Gespräch unterbrochen hätten, gestört werden konnte.

Jedes der vier Interviews war ein Gespräch unter vier Augen in angenehmer Atmosphäre und an einem ruhigen Ort. Zwei Mal fanden die Interviews bei den Teilnehmerinnen zuhause, das heißt in gewohnter Umgebung statt. Zwei Interviews wurde im Büro der Forscherin ohne Anwesenheit anderer Kolleginnen, durchgeführt. Bei allen drei Interviews wurde den Wünschen der Teilnehmerinnen hinsichtlich Terminmöglichkeiten nachgegangen.

Nach ausführlicher Aufklärung wurde mit dem Interview und dessen Aufzeichnung begonnen. Der Verlauf des Interviews war ungezwungen und am Ende erfolgte eine kurze Nachbesprechung und nochmals die mündliche Bestätigung, dass dieses Interview für die Studie verwendet werden durfte.

3.1.6 Datenaufbereitung

Die auf mp3 mittels Smartphone aufgenommenen Interviews mit den Heimhilfen wurden per Hand 1:1 transkribiert und anschließend wurde eine Erstellung von Kriterien hinsichtlich der Forschungsfragen durchgeführt.

Auch die schriftlichen Experteninterviews wurden hinsichtlich der passenden Forschungsfragen ausgewertet.

3.2 Darstellung der Ergebnisse

Die Ergebnisdarstellung fokussiert sich auf die Forschungsfragen und stellt daher nicht alle Aspekte der Interviews dar. In der Darstellung der Ergebnisse wird zuerst das Phänomen von Seiten der Teilnehmerinnen betrachtet. Dies soll ein Bild des Verständnisses erzeugen, dass zeigen soll woher die Motivation kommt eine neue Ausbildung zu absolvieren und wie sie sich diese entwickelt hat.
Im Anschluss daran wird mittels Analyse der Experteninterviews versucht auf die Möglichkeiten der Unterstützung aus Sicht einer ANP einzugehen.

Die Forscherin hat dazu in der Durchführung die Transkriptionen der Interviews mehrmals aufmerksam gelesen. Anhand der Leitfragen der Interviews, welche den Analyseraster für die Inhaltsanalyse darstellen, wurden die relevanten Informationen aus den Antwortsequenzen der Interviews identifiziert. Diese wurden zur Nachvollziehbarkeit mittels Textmarker farblich sichtbar eingeteilt. Die Interview-Antwortsequenzen wurden auch zwecks Nachvollziehbarkeit nummeriert, um die Zitate gut wieder finden zu können. Jene Analyse-Schritte wurden mehrmals durchgeführt, um mehr Sicherheit in der Identifikation zu erreichen. Dann wurden die relevanten Informationen den entsprechenden Kriterien zugeordnet.

3.2.1 Gefundene Kriterien zur Motivation für die Heimhilfeausbildung

Anhand der Fragen, die in den Interviews gestellt wurden, wurde versucht, die intrinsische Motivation der Frauen zu erfassen, die sich für diese Ausbildung entschieden haben. Aufgrund der Antworten konnten sechs Hauptkriterien identifiziert werden, welche im Folgenden näher erfasst wurden.

3.2.1.1   Wunsch oder Kontakt zur Pflege ist vorhanden

Wesentlich dazu beigetragen hat, dass sich die Interviewpartnerinnen für diese Ausbildung entschieden haben war, dass sie selbst schon gepflegt beziehungsweise betreut hatten oder mit Pflege im privaten Umfeld in Kontakt gekommen sind.

> K: „...daher dass mein Opa so lang im Spital gelegen ist, mit der Demenzkrankheit....bin ich auf die glorreiche Idee gekommen, das könnte was für mich auch sein...." (Int.1, Abs.3)

Auch der Wunsch zu Helfen ist primär in den Interviews erkennbar.

> K: „...dass mehr Leute wahrscheinlich alleine sind und die sicher Hilfe bräuchten...." (Int.1, Abs.5)

Ebenso bestand bei zwei Teilnehmerinnen schon lange der Wunsch, eine Pflegeausbildung zu machen. Die Möglichkeit diese Ausbildung in jungen Jahren zu machen war allerdings nicht gegeben.

> Z: „....ich wollte immer schon Krankenschwester werden, aber die Noten waren....nicht ok...." (Int.2, Abs.1)

Trotzdem blieb der Wunsch bestehen und mit der zweiten Chance, der Möglichkeit zur Teilnahme an der Ausbildung zur Heimhilfe, war es nun möglich in die Basis der Pflege einzutreten.

> W: „Das hat mich schon lange interessiert. Ja. Ja, Pflege hat mich interessiert." (Int.3, Abs.3)

3.2.1.2   Ausbildungsalltag

Um sich schon zu Beginn der Ausbildung ein Bild machen zu können wurde von Seite der befragten Interviewpartnerinnen Kontakt zu LehrgangsteilnehmerInnen anderer Lehrgänge gesucht. Es wurde Wert darauf gelegt, schon im Vorfeld informiert zu sein über Abläufe und mögliche Schwierigkeiten oder Hürden im Ausbildungsalltag.

> K: „Weil die Vorgängergruppe war ja nicht so, habe ich gehört....Ich habe mich ja ärger darauf eingestellt, weil ich eben gewusst habe von der Vorgängergruppe." (Int.1, Abs.8)

Bevor allerdings Schlussfolgerungen gezogen wurden, wurden die eigenen Erlebnisse und Erfahrungen herangezogen um sich eine eigene Meinung zu bilden.

> Z: „...also ich habe schon beobachtet, sehr vieles..." (Int.2, Abs.12)

Beurteilungen von Lernsituationen wurden unabhängig von den vorangegangenen Erzählungen durchgeführt. Die Frauen verließen sich hier primär auf ihre selbst erlebten Erfahrungen.

> K: „...ja, eigentlich war ich positiv überrascht, ...eben weil ich nur Negatives gehört habe." (Int.1, Abs.9)

3.2.1.3 Motivation in der Ausbildung

Motivation, der intrinsische Wille, etwas zu lernen beziehungsweise etwas wissen zu wollen kann nur bedingt von Außen durch andere Personen oder Rahmenbedingungen gesteuert werden. Dies wurde in der Literaturrecherche ausführlich diskutiert. Anreize, wie ein reichhaltiges Angebot an Lerninformationen, welches das Interesse der Teilnehmerinnen der Ausbildung wecken soll, kann positiv Motivieren.

> K: „Das man so viel über Ausscheiden lernen kann. Das war für mich eigentlich eine unvorstellbare Sache. ....Positiv eigentlich. ...Also eigentlich interessant..." (Int.1, Abs.15)

Vergrößerung des eigenen Wissenspools, verschafft Vorteile. Dies zu erkennen, kann motivierend wirken.

> K: „...weil ich gewusst habe um was es da jetzt geht....weil wenn der Doktor ...geredet hat..." (Int.1, Abs.12)

> K: „Weil's einfach interessant ist, sag ich jetzt einmal. Wenn du einmal drinnen bist und weißt ein bisschen um was es geht, desto interessanter wird es eigentlich." (Int.1, Abs.14)

> W: „Und du lernst nie aus, und es werden Situationen sein, wo du dir denkst „ah, das habe ich in der Schule durchgenommen"...so kann man das machen." (Int.3, Abs.42)

Wenn ein positiver Bezug zur Lehrperson entwickelt werden kann wirkt sich dies positiv auf die Attribution und somit auf die Lernmotivation aus.

> K: „Die bringt's aber auch so cool rüber, so locker." (Int.1, Abs.24)

Allerdings war einer Teilnehmerin auch selbst bewusst, dass ihre eigene Einstellung (Selbstkonzept und Attributierung) sich auf ihre Motivation auswirkt.

> K: „Ich sage immer es kommt auf einen selber auch drauf an, wie man alles auffasst." (Int.1, Abs.28)

Das akademische Selbstkonzept, welches sich auf die eigenen Leistungsziele auswirkt kann auch bei stärker ausgeprägtem Perfektionismus motivierend wirken, wie eine Teilnehmerin beschreibt. Sie vergleicht sich mit anderen Lehrgangsteilnehmerinnen und möchte bessere Leistungen bringen. Wobei sie schon den Fokus auf die Wissensinhalte gelegt hat und es ihr nicht darum gegangen ist nur die Noten zu vergleichen.

> Z: „Aber sonst, äh, zu motivieren, einfach besser zu machen .... ich bin eh immer so, ... ich mag alles besser wissen können,... weil ich bin eher so jemand der der 130% gibt, ich mein, ich will was wissen. Und von alles lernen, einfach nur lernen,..." (Int.2, Abs.15)

Auch innerfamiliär kann ein Leistungsvergleich die Motivation steigern.

> W: „...habe ich irgendwo dann einen Druck gehabt, weil ich mit meinen Kindern schimpfe, wenn sie nicht lernen und dann heißt es „Mama, Du hast nicht gelernt".... habe mir gedacht, ich kann nicht immer nur sagen, ihr müssts das, man muss das selber lernen, dann kann man das.....dann zieht....das...." (Int.3, Abs.20)

Auch negative Erlebnisse können motivieren. Sie können, so wie bei der interviewten Teilnehmerin, als schlechtes Beispiel fungieren und aufzeigen wie Situationen nicht gemeistert werden sollen. Die Teilnehmerin beschreibt, wie sie Stress während der Arbeit im Praktikum bei Pflegehandlungen erlebt hat. Dabei musste sie bemerken wie zu pflegende Personen negativ reagieren können, wenn sich eine Pflegeperson nicht ausreichend Zeit für Pflegehandlung nimmt. Dies hat sie selbst motiviert darauf zu achten, sich nicht auch selbst in solch eine Situation drängen zu lassen.

> W: „Also das war eigentlich das negativste, was ich gehabt hab...die Stresserei und das kann nicht gut sein, für mich nicht und für die Leute auch nicht, weil sie spüren das einfach. Sie haben ein eigenes Gefühl dafür." (Int.3, Abs.16)

Zeiten der Regeneration sind auch wichtig. Um langfristig motiviert und lernfähig zu sein, ist eine Beschäftigung für den eigenen Ausgleich nötig und wichtig.

> W: „Auszeit habe ich mir immer genommen, in dem, dass ich mir den Hund genommen habe und Stunden spazieren gegangen bin." (Int.3, Abs.32)

3.2.1.4 Erfolgserlebnisse und Wertschätzung motivieren

Positive Erlebnisse in der Ausbildung, wie zum Beispiel die erfolgreiche Meisterung von Aufgaben im Praktikum oder ein positives Selbstkonzept bei Prüfungen (gestützt, beziehungsweise bestärkt durch einen guten Erfolg) kann die Motivation der Lehrgangsteilnehmerin stärken.

> Z: „...drei Leute duschen und umziehen...." (Int.2, Abs.18)

Wenn die Lehrkraft (Praxisanleitung) anstatt nur Fehler aufzuzeigen auch positive Erfolge durch Lob und Aufmunterung hervorhebt, kann dies auch durchwegs leistungsmotivierend wirken und auch das persönliche Selbstkonzept unterstützen.

> Z: „...der Chef hat das erst später erfahren und war ganz stolz auf mich." (Int.2, Abs.19)

Wenn eine pflegende beziehungsweise betreuende Person merkt, dass ihr von ihrem Gegenüber Vertrauen geschenkt wird, so wird dies auch positiv-attributiv im Selbstkonzept belegt. Dies wirkte verstärkend und wurde von ihr als persönlicher Erfolg in ihrer Ausbildung empfunden, der sie motivierte.

> W: „Wie ich mit einer älteren Frau einmal in den Park gegangen bin. Die hat mich das erste Mal gesehen und hat mir ihre Lebensgeschichte erzählt....das war schön, dass sie mir das erzählt hat, habe ich mir gedacht....ich bin Praktikantin, ...bin halt nur 2-3 Mal dort und trotzdem hat sie mir das....anvertraut." (Int.3, Abs.10)

Erfolgserlebnisse sind als externe Motivatoren für die interne Motivation sehr wichtig. Dadurch entsteht ein Feedback, welches auch als Belohnung für den eigenen Einsatz beziehungsweise den eigenen Erfolg erkannt werden kann.

3.2.1.5 Rahmenbedingungen als extrinsische Motivation

Dieses Bedingungsfeld wurde geprägt durch das Leitbild der Institution. Die Teilnehmerinnen dieser Studie haben alle in der selben Institution die Ausbildung zur Heimhilfe absolviert allerdings in unterschiedlichen Lehrgängen.

Die Ausbildung zur Heimhilfe ist in einen theoretischen Teil und in einen praktischen Teil unterteilt. Beide müssen zu gleicher Stundenanzahl mit je 200 Stunden absolviert werden. Es ist der Ausbildungsstelle überlassen, wie die Theorieblöcke mit dem Praktikum verbunden werden. So können zum Beispiel Institutionen bereits zu einem sehr frühen Zeitpunkt mit dem ersten Praktikum (parallel zum ersten theoretischen Unterricht) beginnen.

Vor dem Beginn der Ausbildung mussten manche Teilnehmerinnen bereits ein mehrtägiges Praktikum absolvieren. Dies erfolgte allerdings nicht im Rahmen der Ausbildung sondern im Vorfeld. Dies war eine Vorgabe des Finanziers der Ausbildung.

Bei machen Teilnehmerinnen war dies allerdings nicht der Fall. Sie haben direkt mit einem Theorieblock zu Beginn der Ausbildung gestartet und nicht die Möglichkeit Theorie und Praxis zu vergleichen. Daher war es ihnen auch nicht möglich die Tätigkeiten dieser Arbeit realistisch einzuschätzen. Eine Teilnehmerin hätte sich gewünscht, zumindest ein paar Tage Praktikum gleich parallel zum ersten Teil der pflegetheoretischen Ausbildung absolvieren zu können. Das hätte sie besser zum Lernen des theoretischen Stoffes motiviert.

> *K: „Am Anfang habe ich mir gedacht „für was lernen wir das?", bevor ich mit dem Praktikum angefangen habe, weil wenn du nur mal in der Schule hockst und nichts vom Praktikum noch ....hast, denkst du dir „da kann ich nichts anfangen damit"......vielleicht das Praktikum ein bisschen vorhin schon einschleusen in den Unterricht....ins Praktikum hineinschnuppern können....so fehlt dir halt das Praktische.....nur die Einsicht, dass du es brauchst...." (Int.1, Abs.20,21)*

Einige Teilnehmerinnen, wie auch hier beim Interview, hatten die Möglichkeit, vor dem Eintritt in die Ausbildung, als Entscheidungshilfe, sogenannte „Schnuppertage" in einer Pflegeeinrichtung zu absolvieren. Dies wirkte sich positiv aus auf die Motivation, die Ausbildung zu machen.

> W: *„Na wenn es da nicht die Schnuppertage gehabt hätte....weil die hat man machen müssen....vor ma das gezahlt hat, da habe ich mir gedacht, nein, das ist sowas. Das mache ich jetzt. Und es gefällt mir auch sehr gut jetzt." (Int.3, Abs.41)*

Die Akzeptanz des Lern-Bedingungsfeldes Schule kann sich auch auf die Motivation auswirken. Je nachdem, wie gut eine Teilnehmerin sich damit arrangiert eine Schule zu besuchen und sich der neuen Situation anzupassen, kann ein mehr oder weniger positives Lernumfeld erzeugen. Wenn durch die Institution unterstützt wird, dass möglichst unterschiedlichste Lernzugänge geschaffen werden (Internet/WLAN, Filme, Lernunterlagen und diverseste andere Medien), kann die Akzeptanz oder ein Umgang mit der Situation erleichtert werden.

> Z: *„Also ich bin eine was da nicht so viel aussetzen tut, ...alles ok, passt.....Jetzt gibt's Material, wo es dann nicht voll interessant,....aber musst du trotzdem hören, also es ist aber auch dabei, also das muss sein. ....Also geht's um akzeptieren." (Int.2, Abs.22)*

> W: *„Also da kann ich nur positiv darüber sprechen. Ich war zwar sehr nervös bei der Anmeldung vor der Schule, aber dann....es passt voll." (Int.3, Abs.11)*

> W: *„...was mir sehr gut gefallen hat, waren immer wieder Beispiele, die wir zum Lernen bekommen haben. Da hat man sich das besser vorstellen können, als wenn man die stur aus dem Skriptum...wenn du Beispiele kriegst, hast du das ganz anders." (Int.3, Abs.23)*

3.2.1.6 „Familiäre Unterstützung hilft und motiviert"

Ein mitunter motivierend wirkendes Kriterium war, die familiale Unterstützung die den Teilnehmerinnen entgegengebracht wurde.

Ko: „Mein Mann hat mich immer schon bestärkt, ich soll das machen..."
(Int.4, Abs.16)

W: „Aber so haben sie mich schon alle unterstützt,...,Wochenenden zum Beispiel, hab ich nicht gekocht, sondern der Mann gekocht..." (Int.3, Abs.36)

Wenn also die Unterstützung durch das soziale Umfeld ausreichend gegeben war, so wurde dies als positiv motivierend erlebt.
Ebenso wurde die Auswirkung auf die Kinder, sofern welche vorhanden waren beziehungsweise vice versa, auch auf die Teilnehmerinnen als positiv beschrieben.

K: „Der Daniel (Sohn der Teilnehmerin, Anm. der Verfasserin) hat es können und ich habe es noch immer nicht können. Und dann habe ich gesagt „So, jetzt pfeif ich drauf"....Aber der is herumgerannt und hat mir das Sprücherl vorgesungen und irgendwann ist es hängen geblieben." (Int.1, Abs.48)

3.2.2 Advanced Nursing Practice in der Edukation

Anhand der drei durchgeführten Expertenbefragungen mit APN's, die als Lehrerinnen in unterschiedlichen Institutionen tätig sind, wurden vier Hauptkriterien definiert, die charakteristisch für Advanced Nursing Practice in der Lehre sind. Diese Kriterien sind natürlich nicht allein der Anspruch von ANP. In der Auswertung wurden diese Kriterien allerdings von den Experten angegeben, als Mögliche Unterscheidung zu Lehrkräften mit einer anderen Ausbildung und auch als Unterscheidung zu ihrer eigenen vorhergehenden Ausbildung.

Jene vier aus den Expertenbefragungen extrahierten Kriterien stellen eine Verbindung/Ergänzung/Übereinstimmung zu den identifizierten Kriterien aus den qualitativen Interviews mit den Heimhelferinnen dar. Sie sind bei *Motivation in der Ausbildung, Erfolgserlebnisse und Wertschätzung motivieren* und *Rahmenbedingungen als extrinsischer Motivator* zu finden.

3.2.2.1 „ANP bringt die Praxis in die Theorie"

Der Bereich der Edukation in der Pflege ist gerade für Advanced Practice Nurses ein wichtiges Arbeitsfeld. Hier kann die eigene Praxiserfahrung, welche durch die Ausbildung zur ANP eine Fundierung in der Theorie erfährt gut in den Unterricht eingebaut werden.

> *W: „Eine weitere Einwirkung meiner ANP Ausbildung auf den Unterricht ist auch das Einbringen meiner eignen beruflichen Erfahrung in der Unterricht. Durch das Erzählen von Kunden aus der beruflichen Praxis bei den jeweiligen Unterrichtsgegenständen können die Heimhilfen einen Bezug zu ihren eigenen Kunden erkennen und können das Erlernte besser in ihr eigenes Umfeld integrieren." (Expertenint.2, Abs.2)*

> *L: „Hauptsaechlich hilft sie mir dabei die Praxis in die Theory miteinfliessen zu lassen. Durch meine APN Erfahrung habe ich reale Beispiele, die meinen Studenten helfen ein Thema zu verstehen. Ich unterrichte auch viel im Skills Lab und mache viel mit Simulationen (im Skills lab), wo man halt viel Praxiserfahrung braucht (sonst mach die Simulationkeinen Sinn)." (Expertenint.3, Abs.1)*

Kann der Theorie-Praxistransfer gut vollzogen werden, so wird dies als positiver Effekt auf die Gestaltung und den Lernerfolg des Unterrichts empfunden.

3.2.2.2 „Theoriefundierte, evidenzbasierte Praxis lebt, bringt Authenzität und motiviert"

Eine klar definierte Aufgabe von Advanced Practice Nurses (APN) ist es, eine Praxis zu entwickeln, die auf aktuellen und Evidenz-basierten Forschungserkenntnissen beruht. Diese sollen ebenso in das Gesundheitsmanagement und die professionelle Pflege eingebunden werden. Advanced Nursing Practice soll sich der Forschung bedienen um die pflegerische Betreuung zu verbessern (ICN, 2008, S. 15).

> *W: „Ich glaube, gerade als ANP haben wir einen großen Praxisbezug, das bringt sehr viel Authentizität in den Unterricht." (Expertenint.2, Abs.4)*

Gerade die Verbindung und die Kenntnisse von evidence based nursing (EBN) und die Umsetzung in evicende based practice (EBP) zeigt den TeilnehmerInnen eines Lehrganges sehr gut den Nutzen des Gelernten. So kann die Theorie besser verstanden und in die Praxis durch Lernen am Modell oder problembasiertes Lernen vom Lehrenden optimal umgesetzt werden.

> *L: „...die Studentinnen kommen immer dann in Scharen zum Unterricht wenn es sich fuer sie lohnt...also wenn sie z.B. das Gefuehl haben, dass sie etwas neues lernen. Ich unterrichte einige klinische Themen swie Thoraxdrainagen-management, Resiratory care und Cardiac care.. der Unterricht ist immer gut besucht.. ich beziehe das auf meine Glaubwuerdigkeit durch die APN Erfahrung..aber vllt bilde ich es mir auch nur ein.. Auf jeden Fall werde ich oefter von meinen Akademiker-Kolleginnen speziell fuer klinische Themen eingesetzt/angefragt..wahrscheinlich wegen meinem klinischem Background..." (Expertenint.3, Abs.2)*

3.2.2.3 „Fallarbeit verbessert das Verstehen und das Lernen"

Ein Fall in der Pflege ist nach Schrems (2013) eine Situation, die beschreibbar ist und der eine Bedeutung zugeschrieben wird. In dieser Situation entsteht durch das Zusammenwirken mehrerer Faktoren ein Erklärungsbedarf, welcher auch unterschiedliche Interpretationen zulässt (Schrems, 2013, S. 13).
Da eine ANP große Praxiserfahrung mitbringt und auch aktiv in der Praxis verankert ist, kann durch dieses aktuelle Wissen über Praxisgeschehen und aktuelle Fälle ein authentisches Bild generiert werden, wie in der Praxis gepflegt beziehungsweise gearbeitet wird. Dieses Wissen kann im Unterricht genutzt werden um aktuelle Fallthemen zu besprechen.

W: „Ein Auswirkung der ANP Ausbildung auf den Unterricht der Heimhilfen ist für mich vor allem das genaue Betrachten von „Fällen" und die Auswirkungen des „Systems" Familie auf den Gesundheitszustands der von uns betreuten Kunden. Wir (Lehrender und Lernende) konnten im Unterricht diese Bezugspunkte genau betrachten und dadurch die Sichtweise der Lernenden verändern. Gerade im Mobilen Dienst wird sehr oft der Angehörige als „Belastung" gesehen. Durch das genaue Betrachten der Einwirkungen der einzelnen Familienmitglieder auf den Kunden, kann für die Lernenden ein besseres Verstehen der Situation der Angehörigen mit sich bringen." (Expertenint.2, Abs.1)

L: „...wie gesagt das Skills lab und Simulation sind wichtig fuer mich. Ich unterrichte z.B. Clinica Judgement and Decision Making – da muss man z.B. kognitive und ethische Faehigkeiten in die Realitaet umsetzen lernen. Das gelingt mir anhand Beispielen und Scenarien aus meiner APN Praxis..." (Expertenint.3, Abs.5)

Ebenso kann Fallarbeit so im Unterricht eingesetzt werden, dass Themen, welche sich für die TeilnehmerInnen als weniger interessant darstellen, ein lebendigeres Bild bekommen. Dies kann dazu beitragen, dass die TeilnehmerInnen motivierter sind solche Themen zu lernen.

W: „In der Heimhilfe-Ausbildung sind manche Gegenstände, wie zum Beispiel „Haushaltstätigkeiten" oder „Hygiene" für die Heimhilfen zum Teil sehr trocken, gerade hier versuche ich durch das Einbringen von Fällen den Nachmittag aufzuwerten und die Lernenden können für sich durch das Herstellen zur Praxis das Erlernte festigen." (Expertenint.2, Abs.3)

3.2.2.4 „Spürbare Verbesserung des Unterrichts durch meine Ausbildung zur ANP"

Die ANP-Ausbildung ist eine akademische Vertiefung des Fachwissens zur Bewältigung von komplexen pflegerischen Herausforderungen. Es müssen neben einer fundierten Berufsausbildung auch die Kompetenzen für konzeptionelles Arbeiten, für Pflegeberatung und Coaching sowie für angewandte Pflegewissenschaft vorhanden sein. Diese Kompetenzen müssen im Rahmen einer Hochschulqualifikation erworben sein. Das professionelle Wissen im Rahmen von Advanced Nursing Practice wird für unterschiedliche pflegepraktische Handlungsfelder, (wie zum Beispiel Geriatrie- und Gerontologie, Pallativpflege, Gesundheitsförderung und Prävention sowie Hauskrankenpflege oder auch andere pflegebezogenen Fächer) durch ein entsprechendes Zusatzstudium erweitert.

D: „...es können sämtliche erlernte Inhalte v.a. ab dem 3. Semester in den Unterricht miteinbezogen werden. Ich meine sogar, dass es für jeden Vortragenden eine Grundvoraussetzung sein muss ein ANP Studium mit Spezialisierung PE zu absolvieren. Denn ich kann pädagogisch noch so gut ausgebildet sein – „Wenn ich nicht weiß von was ich inhaltlich spreche bringt mir die ganze Methodik, Didaktik nichts!"..." (Expertenint.1, Abs.1)

D: "Jeden Tag empfinde ich es als Vorteil von Seitens des Wissens ANP in der Lehre zu sein,..." (Expertenint.1, Abs.3)

Diese erweiterte Pflegepraxis wirkt sich auch auf die pädagogisch-didaktischen Vorgehensweisen der ANP-Lehrenden aus, da sich dadurch das Spektrum im Bereich der Belebung des Theorie-Praxistransfers vergrößert. Damit kann unter Umständen die Motivation im Unterricht verbessert werden da die Teilnehmerinnen einen breiteren Nutzen erkennen können.

L: "...der Fokus in all meinen Modulen ist die Praxis z.B. erlernen Pflege in der Praxis anzuwenden, kritisch darueber nachzudenken oder zu erweitern / ggfls verbessern. Meine Assessments sind sehr selten pure (theoretische) Hausarbeiten, eher praktische Assessments mit einem reflektiven (schriftlichen) Teil. Bis jetzt ist es mir gelungen auch das theoretischeste Modul in etwas praktisches umzuwandeln..das finden auch die Studenten gut, da das relevant fuer sie ist." (Expertenint.3, Abs.4)

3.3 Zusammenfassung der Ergebnisse

Viele Frauen im Alter zwischen 30 und 50 Jahren erleben einen „Umbruch". Einige versuchen nachdem ihre Kinder alt genug sind, den Wiedereinstieg ins Berufsleben zu schaffen. Egal, ob schon vor der Geburt der Kinder, in der Karenz oder in der Zeit zuhause. Irgendwann scheint der Wunsch bei diesen Frauen entstanden zu sein im Sozialbereich tätig zu werden. Andere wiederum wollen sich beruflich verändern, da sie mit ihrem bisherigen beruflichen Werdegang unzufrieden geworden sind. Hinsichtlich der Aussicht länger im Berufsleben zu stehen scheint sich der Wunsch entwickelt zu haben einem Beruf nachzugehen der erfüllend ist und Freude bereitet.

Oft stellt sich der Einstieg beziehungsweise Umstieg in ein neues berufliches Umfeld schwierig dar, da dieser meist mit Beginn einer Ausbildung verbunden ist. Das Lernen (in einer Ausbildungseinrichtung) liegt bei den Teilnehmerinnen oftmals schon lange Zeit zurück, da sie ihren vorherigen Beruf langjährig ausgeübt hatten oder aufgrund ihrer Tätigkeit als Mutter länger nicht aktiv im Berufsleben gestanden sind. Die Lebensumstände und Lebensgewohnheiten sind fast immer schwer mit dem Besuch einer Ausbildungseinrichtung vereinbar, da das Alltagsgeschehen nicht darauf ausgerichtet ist. Daher stellt auch der Besuch einer Schule, egal ob berufsbegleitend oder Vollzeit, eine enorme Umstellung für die Teilnehmerinnen dar. Der zusätzliche Effekt, dass parallel zur Absolvierung einer Ausbildung auch zuhause selbstständig gelernt werden muss und zusätzlich auch schriftliche Hausarbeiten anfallen können stellt auch eine Belastung dar. Vor allem weil die Zeitressourcen jedes Menschen begrenzt sind. Prioritäten müssen gesetzt werden, vor allem wenn die Teilnehmerinnen im Alltags- und Berufsleben eine oder mehrere soziale Rollen ausfüllen. Sie müssen selbst abwägen, wie wichtig ihnen die Ausbildung ist. Mit dieser Priorisierung werden auch die motivationalen Aspekte fixiert.

Als externe Motivation kann seitens der Lehrenden allerdings nur unterstützend eingegriffen werden. Denn die persönliche Priorisierung kann nur dahingehend von Außen beeinflusst werden, als das der Nutzen der Ausbildung erfahrbar und erlebbar gemacht wird. Dies setzt nicht nur eine gute pädagogisch-didaktische Vorgehensweise voraus, sondern bedingt auch gute Fachkenntnisse der jeweiligen Unterrichtsfächer. Nur dann kann eine gute Vermittlung dieser Fachkenntnisse von Lehrenden überzeugend erfolgen.

Wenn Teilnehmerinnen bereits Kontakt zur Pflege im Vorfeld hatten, zum Beispiel aufgrund eines Pflegefalles in der Familie, dann war bereits zu Beginn der Ausbildung der Wille zu Lernen erkennbar. Dieser Wunsch nach vertieften Kenntnissen wirkte sich positiv auf die intrinsische Motivation der Teilnehmerinnen aus.
Wenn dazu auch Kenntnisse über den Ablauf des Ausbildungsalltags und auch Kontakt zu anderen Lehrgangsteilnehmerinnen und –teilnehmern aus anderen Lehrgängen vorhanden war beziehungsweise hergestellt werden konnte,

konnte das persönliche Verlangen nach Sicherheit durch Kenntnis der Abläufe grundsätzlich befriedigt werden. Dies wiederum verhinderte oder beseitigte negative Gefühle, welche sich aufgrund von Unsicherheit im Bezug auf die Abläufe im Ausbildungsalltag einstellen können.

Wenn von den Teilnehmerinnen erkannt wurde, dass eine Vergrößerung ihres Wissenspools und eine Vertiefung ihrer Kompetenzen, im Bereich der Pflege, aktiv durch den Unterricht stattfand, motivierte sie dies. Dies hatte zur Folge, dass mehr gelernt und die aktive Teilnahme am Unterricht gesteigert wurde.

Auch ein positives Verhältnis zum Vortragenden und die Unterstützung beziehungsweise der Ansporn innerhalb der Familie wirkten sich äußerst positiv auf die intrinsische Motivation der Frauen aus.

Erfolgserlebnisse, egal ob im Praktikum aufgrund der guten Handhabung von Pflegesituationen oder im Unterricht aufgrund des Erlangens einer guten Note auf eine Prüfung, wurden immer als sehr motivierend empfunden.

Das Entgegenbringen von Vertrauen seitens der Menschen die Pflege von den Teilnehmerinnen erfuhren, wirkte positiv motivierend.

Hinsichtlich der lehrgangsanbietenden Institution wurden die nach dem Leitbild der Schule adaptierten Rahmenbedingungen von den befragten Teilnehmerinnen als äußerst positiv empfunden. Dies wirkte sich auf deren intrinsische Motivation förderlich aus. Der praxisorientierte Unterricht wurde ebenfalls als sehr hilfreich erlebt.

Das nahe soziale Umfeld beziehungsweise die Familie im engen Sinn, hat ebenso motivationale Wirkung auf die Teilnehmerinnen, wenn sie hier Unterstützung erfahren konnten. Nicht nur, dass die Teilnahme an einem Lehrgang dadurch positiv erlebt wird, bereichert sie auch das familiale Zusammenleben und den Zusammenhalt. Dies kann gegenseitig zum Lernen motivieren.

Ein gutes Verhältnis und das Erfahren von Wertschätzung durch die Lehrperson, sowie ein pädagogisch-didaktisch optimaler Theorie-Praxis-Transfer wurde als motivierend beschrieben.

Gerade ANP kann durch das fundierte Praxiswissen einen guten beziehungsweise sogar einen optimalen Theorie-Praxistransfer bieten. Seitens der interviewten Expertinnen wurde gerade das Einbringen von erweitertem Praxiswissen hervorgehoben. Dies wiederum hilft das Lehren und Lernen plastischer und somit verständlicher für die Lehrgangsteilnehmerinnen und -teilnehmer zu gestalten.

Weil ANP eine akademisch fundierte Ausbildung darstellt soll dieses Konzept nicht nur Authentizität, sondern auch evidenzbasierte Praxis in den Unterricht bringen. Dies soll vor allem dadurch erreicht werden, dass die Lehrkraft in der Praxis verankert ist und auch einen Bezug zur Wissenschaft herstellen kann.

Durch die Anwendung der Fallarbeit wird der Theorie-Praxis-Transfer optimiert, da Advanced Practice Nurses über ein vertieftes evidenzbasiertes Praxiswissen verfügen. Es wird ein systemischer Zusammenhang verständlich aufgezeigt und dadurch neue Perspektiven eröffnet. Dies kann auch helfen, trockenere Themengebiete durch die Möglichkeit der erweiterten Methodenvielfalt interessanter zu gestalten.

Diese vertieften im Rahmen einer Hochschulqualifikation angeeigneten Kompetenzen, vor allem auch im Bereich Patientenedukation, Schulung und Beratung sowie Critical Thinking, ermöglichen es einer APN diese Methoden auch im Unterricht einzusetzen. Dies stellt Qualitätskriterien dar, die den Unterricht verbessern können.

4 Diskussion

In dieser Studie wurde versucht, Motivation und motivationale Faktoren so gut wie möglich zu erfassen und zu untersuchen. Die Arbeit hat ihre Limitierungen, welche sich aufgrund der Forschungsfrage ergeben. Daher wurde in der Zusammenfassung der Ergebnisse auch darauf geachtet, keine Verallgemeinerungen hinsichtlich Motivation zu postulieren. In Rücksichtnahme auf die Gütekriterien der qualitativen Forschung können die Schlussfolgerungen natürlich nur für die interviewten Teilnehmerinnen als geltend betrachtet werden. Andere Limitierungen wurden im empirischen Teil ausführlich dargelegt. Eine Erweiterung der Forschungsarbeit hinsichtlich einer Ausweitung auf andere Schulen, wäre wünschenswert um das Phänomen Motivation in der Ausbildung breiter abbilden zu können. Dies hätte allerdings den Rahmen dieser Arbeit gesprengt.

Leitbilder und die Arbeit nach Richtlinien in der Ausbildung geben nicht nur einen Rahmen oder Handlungsspielraum, sie können diesen auch limitieren. Daher muss berücksichtigt werden, dass die Leitbilder der anderen Institutionen ebenso in die Untersuchung und Auswertung mit einfließen müssen, wie auch in diese Forschungsarbeit das Leitbild der Institution eingeflossen ist.

Es besteht immer eine gewisse Schwierigkeit beim Messen von Motivation da diese immer intrinsisch geleitet ist. Selbst wenn der direkte Nutzen eines Lerngegenstandes nicht erkannt wird besteht die Möglichkeit der Selbstmotivation, da ein selbst gewähltes Ziel, nämlich der neue Beruf, in Aussicht steht. Egal wie Attribution erfolgt, selbst wenn sich diese negativ auf den Lerneffekt auswirkt und dadurch Lernen erschwert oder Unmut aufgebaut wird, ist damit trotzdem Motivation einhergehend wenn das Ziel eine erfolgreiche Absolvierung einer Ausbildung darstellt. Diesbezüglich ist Motivation ein individuelles Phänomen. Daher wurde versucht dieses Phänomen anhand dieser qualitativen Forschungsarbeit darzustellen.

Als Schlussfolgerung für die Praxis stellt sich die Frage ob Advanced Nursing Practice tatsächlich in Verbindung mit Lehre den Unterricht langfristig optimieren kann. Eine definitive Antwort auf diese Frage ist aufgrund der Größe der Forschungsarbeit noch offen.

Es gibt die Ausbildung ANP in Österreich erst seit 2008 auf konsekutivem Bachelor-Niveau. Seit 2012 gibt es ein österreichweites Netzwerk und damit eine Plattform zum Austausch für Advanced Practice Nurses in Österreich. Seit 2012 gibt es auch diverse Lehrgänge im Bereich ANP, welche allerdings nicht auf konsekutiver Ausbildung aufbauen.

International existiert ANP schon länger, vor allem im angloamerikanischen Raum. Dort ist eine Ausbildung bis auf PhD-Niveau möglich, dies ist in Österreich derzeit noch nicht der Fall. Da die internationalen Systeme allerdings nicht direkt mit dem österreichischen Bildungs- und Pflegesysteme nicht direkt vergleichbar sind, wird es von Nöten sein die Wirkung von ANP auf diverse Pflegesysteme und auch auf die Lehre in Österreich langfristiger zu untersuchen. Eine vertiefende Forschung auf diesem Gebiet wäre wünschenswert. Auch hinsichtlich einer Optimierung der Ausbildung von Lehrpersonen in der Gesundheits- und Krankenpflege. Es stellt sich die Frage, ob eine ANP-Ausbildung möglicher Weise als zusätzliche Voraussetzung zumindest in manchen Unterrichtsgebieten angedacht sein sollte. Diese Anforderung wurde auch seitens der interviewten Experten gewünscht.

5 Literaturverzeichnis

American Association of Colleges of Nursing (AACN) (2006). *Essentials of doctoral education for advanced nursing practice.* abgerufen am 12.06.2012 unter: http://www.aacn.nche.edu/publications/position/DNPEssentials.pdf

Eder, K. (2013). *Stand der familienbezogenen Pflegeforschung anhand Qualifizierungsarbeiten des Institut für Pflegewissenschaft der Universität Wien – Themenschwerpunkt Eltern kranker Kinder.* Bachelorthesis: IMC FH-Krems: Krems

Elliot & Mc Gregor. (2001). *A 2x2 Achievement Goal Framework.* http://academic.udayton.edu/jackbauer/Readings%20361/Elliot%2001%20ach%20goal%202x2.pdf abgerufen im Juli/2014.

Finger, K. (2012). *Skriptenreihe Erwachsenenbildung.* Skriptum für das Zusatzmodul Pädagogik, IMC FH-Krems: Krems

Hamric et al. (2009). ADVANCED PRACITCE NURSING, An Integrative Approach. Saunders, Elsevier: USA

Hogg, M. A., Vaughan, G. M. (2011). *Social Psychology.* Pearson Education Limited: England

International Council of Nurses. (2008). *The Scope of Practice, Standards and Competencies of the Advanced Practice Nurse.* ICN Regulation Series: Geneva, Switzerland

ISL-Akademie NÖ. (2014). *Leitbild.* http://www.isl-akademie-noe.at/uber_uns/Leitbild/leitbild.html abgerufen im Dezember/2014

Körtner, U. (2004). *Pflegeethik.* Wien: Facultas Verlag

Kriegl, M. (2010). Skriptum *Literaturrecherche und Wissenschaftskommunikation*. AdvancedNursingPractice. IMC FH-Krems: Krems

Kriegl, M. (2012). Fachdidaktik: *Planung der praktischen Ausbildung*. Skriptum für das Zusatzmodul Pädagogik, IMC FH-Krems: Krems

Kron, F. W. (2008). *Grundwissen Didaktik*. Ernst Reinhardt Verlag: München, Basel

Mayer, H. (2007). *Pflegeforschung anwenden*. Facultas Verlags- und Buchhandels AG: Wien

Meueler, E. (1998). *Wege zum Subjekt in der Erwachsenenbildung*. Klett-Cotta Verlag: Stuttgard

NÖ Sozialbetreuungsberufegesetzes 2007.
https://www.ris.bka.gv.at/Dokumente/LrNo/LRNI_2007064/LRNI_2007064.pdf
abgerufen im Mai/2014

Neuman-Ponesch et al. (2013). *Positionspapier Advanced Nursing Pracitce in Österreich*. https://www.fh-ooe.at/fileadmin/fileSystem/Konferenzen/ANP/ANP_2013Praes/8.Schwaiger_PositionspapierANPPräsentation0413_v3.pdf
Abgerufen im Juni/2014

Olbrich-Baumann, A. (2012). *Skriptenreihe Lern- und Sozialpsychologie*. Skriptum für das Zusatzmodul Pädagogik, IMC FH-Krems: Krems

Peter, M. (2913). *Skriptum Pädagogik&Didaktik*. Zusatzmodul Pädagogik. IMC FH-Krems: Krems

Raab-Steiner, E., Benesch, M. (2010). *Der Fragebogen*. Facultas Verlags- und Buchhandels AG: Wien

Schlarmann, J. (2013). *Qualitative Forschung, Spezielle Designs*. Skriptum Masterstudiengang Pflegewissenschaft: Universität Wien

Schewior-Popp, S. (1998). Handlungsorientiertes Lehren und Lernen in Pflege- und Rehabilitationsberufen. Thieme Verlag: Stuttgart, New York

Schober, M., Affara, F. (2008). *Advanced Nursing Practice (ANP)*. Verlag Hans Huber, Hofgrefe AG: Bern

Schrems, B. (2013). *Fallarbeit in der Pflege*. Facultas.wuv: Wien

Weiner, B. (1979). *A theory of motivation for some classroom experiences.* Journal of ☐Educational Psychology, 71, 3-25

Weiner, B., Frieze, I., Kukla, A., Reed, L., Rest, S. & Rosenbaum, R. M. (1971). *Perceiving the causes of success and failure.* General Learning Press: Morristown, N.J.

Zellhofer, H. (2012). *Skriptum Vertiefung Qualitativer Forschungsansätze*. LV Qualitative Forschung in der Pflege, Studiengang ANP, Fachhochschule Krems, Sommersemester

6 Anhang

6.1 Informationsblatt zur Studie / zur Forschungsarbeit

Informationsblatt

Mein Name ist Karin Eder, ich studiere an der Universität Graz im Masterupgrade Universitätslehrgang "Lehrer und Lehrerinnen der Gesundheits- und Krankenpflege".

In meiner Forschungsarbeit möchte ich untersuchen, welchen Beweggrund Frauen im Alter zwischen 30 und 50 Jahren haben, die Heimhilfe-Ausbildung zu absolvieren. Ebenso möchte ich, da ich selbst Advanced Practice Nurse bin, auch näher darauf eingehen, wie hier Unterstützungsmöglichkeiten gerade durch Advanced Nursing Practice im Bereich der Education sich auswirken können.

Anhand eines Interviews möchte ich gerne herausfinden, warum die Entscheidung zur Heimhilfe-Ausbildung erfolgt ist, wie die familiäre Unterstützung dazu aussieht und welche Belastungen durch die Ausbildung erlebt werden.

Ich möchte Sie gerne fragen, wieso Sie sich für die Heimhilfe-Ausbildung entschieden haben, was Sie vorher beruflich gemacht haben und wie Sie Ihren Ausbildungsalltag erlebt haben. Ebenso welche Zukunftsvorstellungen Sie haben und wie Sie es geschafft haben, sich immer wieder zum Lernen zu motivieren.

Das Interview

- Die Teilnahme an dem Interview erfolgt freiwillig und kann jederzeit von der Teilnehmerin abgebrochen werden.

- Das Interview wird mit einem Tonbandgerät aufgezeichnet, um es danach verschriftlichen und bearbeiten zu können. Jegliche genannten Namen und Informationen werden anonymisiert, damit die interviewte Person nicht nachvollziehbar ist.

- Zugang zu den Tonbandabschriften haben nur die Verfasserin und die wissenschaftliche Betreuerin der Forschungsarbeit. Diese Daten werden nicht an andere weiter gegeben.

- Die Dauer des Interviews ist individuell und abhängig vom Gesprächsverlauf. Als Richtlinie können ungefähr 30-60 Minuten angesehen werden.

- Der Ort des Interviews wird mit der Teilnehmerin vereinbart und von dieser selbst gewählt. Das Interview sollte in vertrauter und ruhiger Umgebung stattfinden, in der sich die Teilnehmerin wohl fühlt.

Verfasserin: Karin Eder, BSc ANP   Betreuerin: Mag. Fernandez
              e-Mail: ederk9@icloud.com

6.2 Einverständniserklärung

Einverständniserklärung

Thema der Studie:

„Jetzt bin ich dran!" – Gründe und Motivation für die Ausbildung zur Heimhilfe bei Frauen im Alter zwischen 30 und 50 Jahren.
Betrachtung der Unterstützungsmöglichkeiten in der Ausbildung aus der Sicht einer Advanced Practice Nurse.

Name der Forscherin: Karin Eder, BSc ANP

Mit meiner Unterschrift, erkläre ich mich zur Teilnahme an dem Interview der oben genannten Studie einverstanden.

Meine Teilnahme an dem Interview erfolgt freiwillig.

Wenn ein Thema, das im Verlauf des Interviews angesprochen wird, mich negativ berührt, oder zu schwierig ist, dann kann ich die Beantwortung jederzeit ablehnen, oder das Interview beenden. Ein vorzeitiger Abbruch und/oder die Beendigung des Interviews hat für mich keinerlei Konsequenzen.

Ich bin darüber informiert, dass das Interview auf Tonband aufgenommen und später verschriftlicht wird. Zugang zu den Forschungsunterlagen haben nur die Forscherin (Karin Eder, BSc ANP) und deren wissenschaftliche Betreuerin der Studie (Mag. Fernandez).

Falls Zitate aus dem Interview in die Arbeit eingebaut werden, geschieht dies auf jeden Fall anonym.

_____
(Unterschrift der Teilnehmerin)

_____
(Unterschrift der Forscherin)
_____
Ort und Datum

6.3 Interviewleitfaden

Interviewleitfaden

1. Einwilligungserklärung und Informationsblatt erklären

2. Biographie-Abschnitt
   -
     a. Bitte erzählen Sie mir in Ihren eigenen Worten, Ihre Geschichte, wie Sie auf die Idee gekommen sind, die Ausbildung zu machen.

     b. Können Sie sich an Situationen erinnern, die Sie dazu bewegt haben, diese Ausbildung zu machen?

     c. Erzählen Sie mir von Ihren Interessen, gibt es eine Geschichte, oder ein Erlebnis, das Sie dazu bewegt hat, diesen Ausbildungsweg einzuschlagen? Vielleicht in/aus der Verwandtschaft?

3. Lehrgangs-Abschnitt

     a. Erzählen Sie mir bitte, wie Sie Ihren Ausbildungsalltag erlebt haben!

     b. Was war für Sie besonders motivierend während der Ausbilung? Gib es da Erlebnisse/Situationen, an die Sie sich besonders erinnern?

     c. Was bezeichnen Sie für Sich als Erfolg in der Ausbildung, gibt es da vielleicht eine Situation, an die sie sich erinnern?

d. Können Sie mir bitte erzählen, welche Rahmenbedingungen Sie für die Ausbildung erwartet haben? Gibt es Erlebnisse, wo sich diese Rahmenbedingungen erfüllt haben, beziehungsweise Erlebnisse, wo sich diese nicht erfüllt haben?

e. Erzählen Sie mir bitte von Situationen in der Ausbildung, welche Ihnen Freude gemacht haben und von Situationen, welche Ihnen keine Freude gemacht haben!

f. Gabe es Misserfolge, können Sie mir die Geschichte erzählen?

g. Haben Sie Wünsche, die Sie gerne anbringen könnten, um die Ausbildung zu verbessern? Hinsichtlich Lehrmittel, Stundenplan, oder wie die Inhalte vermittelt werden?

h. Erzählen Sie mir bitte über Ihre Familie und wie sie auf die Umstellung (Ausbildung zur HH) reagiert hat! Gibt es da ein besonderes Erlebnis dazu?

6.4 Informationsblatt zum Experteninterview

Informationsblatt

Mein Name ist Karin Eder, ich studiere an der Universität Graz im Masterupgrade Universitätslehrgang "Lehrer und Lehrerinnen der Gesundheits- und Krankenpflege".

In meiner Forschungsarbeit möchte ich untersuchen, welchen Beweggrund Frauen im Alter zwischen 30 und 50 Jahren haben, die Heimhilfe-Ausbildung zu absolvieren. Ebenso möchte ich, da ich selbst Advanced Practice Nurse bin, auch näher darauf eingehen, wie hier Unterstützungsmöglichkeiten gerade durch Advanced Nursing Practice im Bereich der Education sich auswirken können.

Anhand eines Experten-Interviews möchte ich gerne herausfinden, wie eine Advanced Practice Nurse, als Lehrkraft die Verbindung von ANP und Lehre sieht und wie sie ihre Möglichkeiten sieht, mittels ANP den Unterricht zu beeinflussen beziehungsweise Die TeilnehmerInnen beim Lernen zu Unterstützen. Beziehungsweise ob sie dies so sieht.

Das Interview

- Die Teilnahme an dem Interview erfolgt freiwillig und kann jederzeit von der Teilnehmerin abgebrochen werden.

- Das Interview wird schriftlich geführt mittels Leitfragen. Jegliche genannten Namen und Informationen werden anonymisiert, damit die interviewte Person nicht nachvollziehbar ist.

- Zugang zu den Abschriften haben nur die Verfasserin und die wissenschaftliche Betreuerin der Forschungsarbeit. Diese Daten werden nicht an andere weiter gegeben.

Verfasserin: Karin Eder, BSc ANP   Betreuerin: Mag. Fernandez
          e-Mail: ederk9@icloud.com

6.5 Interviewleitfaden Experteninterview

Experteninterview
Interviewleitfaden Experteninterview

4. Die Einwilligungserklärung zum Interview und das Informationsblatt sind per Mail angehängt! Bitte vorher genau durchlesen! Bei Fragen/Unklarheiten bitte ich um ein kurzes Mail, Vielen Dank!

5. Die Einwilligungserklärung bitte unterzeichnen und einscannen, wenn möglich, da ich sie unterschrieben brauche. Das Informationsblatt bleibt beim Interviewten, Dankeschön!

Bitte beantworten Sie die einzelnen Fragen gleich im Anschluss an jede einzelne Frage. (Text direkt einfügen.)
Falls Sie Fragen haben, bitte ich Sie um Rückmeldung per Mail an ederk9@icloud.com.
Vielen Dank für Ihre Mithilfe im Vorhinein!

Advanced Nursing Practice (ANP) und Unterricht:
Eine klar definierte Aufgabe von Advanced Practice Nurses (APN) ist es, eine Praxis zu entwickeln, die auf aktuellen, Evidenz-basierten Forschungserkenntnissen beruht. Diese sollen ebenso in das Gesundheitsmanagement und die professionelle Pflege eingebunden werden. Advanced Nursing Practice soll sich der Forschung bedienen, um die pflegerische Betreuung zu verbessern (ICN, 2008, S15).
Auch der Bereich der Edukation in der Pflege ist gerade für Advanced Practice Nurses ein wichtiges Arbeitsfeld.

1. Bitte erzählen Sie mir in Ihren eigenen Worten, wie sich Ihre Ausbildung zur APN auf Ihren Unterricht auswirkt.

Antwort:

2. Können Sie sich an Situationen erinnern, wo Sie gemerkt haben, dass Ihre ANP Ausbildung Ihnen geholfen hat, die Teilnehmer zum Unterricht zu motivieren?

Antwort:

3. Gab es Situationen, in denen Sie es als Vorteil empfunden hatten, ANP zu sein als Lehrkraft? Wenn ja, warum und welche?

Antwort:

4. Gibt es Möglichkeiten, die Sie entdeckt haben, den Unterricht beziehungsweise die Ausbildung in der Pflege mittels ANP zu verbessern? Wenn ja, welche?

Antwort:

Ergänzende Fragen zu ANP und die Praxisanforderungen an ANP laut ICN:

- ANP soll Kognitive, integrative und technologische Fähigkeiten um ethische und kulturelle Sicherheitshandlungen in die Praxis umzusetzen sowie Prozeduren, Protokolle und Richtlinien zu entwickeln. Hatten Sie als Praxislehrerin diese Möglichkeiten?

Antwort:

- ANP hat Verantwortlichkeit in der Versorgung von Gesundheitsförderung, Patienten- und Gruppenedukation, Mentorship, Führung und im Management im Praxisfeld. Konnte diese Verantwortlichkeit auch auf die Lehre als APN umgelegt werden?

Antwort:

- ANP soll durch Mitwirkung die Aufrechterhaltung der Aktualität und Verbesserung der Pflegepraxis, durch Übersetzung, Nutzbarmachung und Implementierung von verwendbarem Forschungswissen unterstützen. Konnten Sie sich hier als APN in der Lehre positiv und produktiv daran beteiligen?

Antwort:

- Auch in der Entwicklung einer partner- schaftlichen Beziehung zu Stakeholdern, welche direkten Einfluss auf das politische Umfeld der Gesundheitsversorgung haben sind APN's gefragt. Konnten Sie sich da als Lehrkraft und APN einbringen?

Antwort:

Vielen Dank für Ihre Mithilfe!

7 Transkription der Interviews

7.1 Interview 1

I: Bing. Ok. Aufnahme 1: Erstes Interview, 17. Juli.

Frau K: Bin ich die erste?

I: Du bist die erste, ja.

Frau K: Oh Gott.

(lachen)

I: Also, erzähl' mir mal in deinen eigenen Worten, also deine Geschichte, wie du auf die Idee gekommen bist die Heimhilfeausbildung zu machen.

Frau K: Ja, daher dass mein Opa so lang im Spital gelegen ist, mit der Demenzkrankheit, //mhm// und dann in (???) Hospiz rübergekommen ist, ins Rosenheim, bin ich auf die glorreiche Idee gekommen, das könnte was für mich auch sein eben.

I: Mhm. Ok. (..) Ähm und wie (.) hast du deinen Opa dann länger betreut oder (...)

Frau K: Nein, betreut eher nicht. Also, den haben sie im Spital festgebunden, weil er ist an dem Alzheimer eigentlich gestorben. Er hat auch vergessen zum Atmen dann am Schluss, hat nichts mehr gegessen, nichts. Aber, er hat mir eigentlich Leid getan. Daher dass er eine Freundin gehabt hat, sind wir dann natürlich nicht so viel reingefahren, weil die hat mich gehasst, hasst mich heute noch wie die Pest. //oh// (lacht) (.) Und durch das habe ich mir gedacht, es gibt sicher noch mehr Leute solche, die was vielleicht so Pflege bräuchte oder so.

I: Also eher in der Auster Richtung, nicht dass ihn du betreut hast sondern dass du gesehen hast (.)

Frau K: Dass mehr Leute wahrscheinlich alleine sind und die sicher Hilfe bräuchten, teilweise.

I: Gut. (..) Ähm. Sonst irgendeine andere Situation aus der Verwandtschaft oder so, oder wieso gerade Heimhilfe?

Frau K: (lacht) Ja.

I: Weil es gibt ja verschiedene Pflegeberufe, also //ja//

Frau K: Den Pflegehelfer habe ich auch überlegt gehabt, aber ich habe gesagt "ich weiß nicht", wie schaut es dann von der Schule her aus, ob ich das überhaupt noch dablas' mit dem Lernen //mhm// und "fangen wir klein an" //ja klar// "und dann vielleicht weiter" //ok// deswegen.

I: Alles klar. (.) Und jetzt so von dem Ausbildungsalltag her, vom Heimhilfekurs, wie hast du das erlebt?

Frau K: Also eigentlich gut. Die Gruppe war gut. Weil die Vorgängergruppe war ja nicht so, habe ich gehört. //mhm// (lachen) Ich habe mich ja ärger darauf eingestellt, weil ich eben viel gewusst habe von der Vorgängergruppe.

I: Ok. Glückliche! Ich nicht. (lacht)

Frau K: Ich schon, von (???). Ich weiß gar nicht wie sie noch heißt. Eh von (???) so eine starke. (.) Ich kann jetzt gar nicht sagen wie sie heißt, zwei Hunde hat sie. (.) Und die hat mir die ärgsten Geschichten erzählt und da hab ich mir gedacht: "Da habe ich mich wieder auf etwas eingelassen. Hilfe." Ich bin schon mit Bauchweh auf ??? //ok// und ja, eigentlich war ich positiv überrascht, //mhm// eben weil ich nur Negatives gehört habe.

I: (lacht) Und, äh, irgendwie als anstrengend empfunden jetzt so die (.) die Ausbildung, oder?

Frau K: Teils, teils. //also doch// Also weil es total Neuland war für mich. //mhm// Ich habe auch Nüsse, überhaupt die erste Woche glaube ich, habe ich mir gedacht "das dablas' ich nie". Ich bin Kellnerin, ich weiß wie man ein Glas einschenkt, aber nicht wie man (lacht) irgendetwas von einem Organ, oder sonst etwas. Die Prophylaxe, das habe ich mir gedacht, "oh Gott, was is denn das alles?" (lachen) Das war für mich Horror pur. Also die erste Woche war echt heftig, wo ich mir gedacht habe "Ich weiß nicht recht, ob ich da richtig bin."

I: Ja das glaube ich. Das glaube ich.

Frau K: Ich bin oft einmal nach Hause gekommen und habe gesagt "Ich bin Kellnerin und keine Heimhilfe." (lachen)

I: Und was war dann jetzt besonders motivierend in der Ausbildung, wenn sie jetzt schon eh eigentlich, ja, die erste Woche so hart war, hast du da irgendein Erlebnis, an das du dich besonders erinnern kannst, was dich dann doch motiviert hat das zu machen?

Frau K: Wenn man sich daheim selber helfen kann, wie man dem Papa zureden kann, dass er eigentlich sein Leben (.) Also das war für mich eigentlich das, was mich so angespornt hat, weil ich eben, mich rühren hab können, weil ich gewusst habe um was es da jetzt geht //mhm// weil wenn der Doktor oder was geredet hat, ge, hast dann "mhm, kenn mich voll aus" (lacht)

I: Ja, stimmt. Ja.

Frau K: Und jetzt kannst du schon so mit der Ernährung, Prophylaxen, so. (.) Hat der Papa oft genug Predigen gehört von mir.

I: (lacht) Ok.

Frau K: Weils einfach interessant ist, sag ich jetzt einmal. Wenn du einmal drinnen bist und weißt ein bisschen um was es geht, desto interessanter wird es eigentlich.

I: Ja. (lacht) Und wenn du jetzt so an die ganze Ausbildung denkst, was war für dich so (.) ein Erfolgserlebnis in der Ausbildung? Gibt es da irgendein besonderes, wo du jetzt sagst, bah, das hat mich jetzt so (...) gepusht?

Frau K: Das man so viel über das Ausscheiden lernen kann. (lacht) Das war für mich eigentlich eine unvorstellbare Sache. (lachen) //ok// Ja es is so, also das habe ich mir einfach nicht vorstellen können, was gibt es da so an reden.

I: Also war das positiv, oder?

Frau K: Positiv eigentlich, dass es ja eigentlich nicht von Haus aus braun ist, sondern erst mit der Galle ???. Also eigentlich interessant dann.

I: Super. Und wie war das jetzt eigentlich, weil du gesagt hast du hast dich ja im vorhinein noch erkundigt wie es im vorigen Kurs war vor uns, also vor dir, ähm, //ja klar// welche Rahmenbedingungen hast du dann erwartet und hat es Situationen gegeben wo sie sich erfüllt haben, die Rahmenbedingungen? Und wo sie sich halt nicht erfüllt haben?

Frau K: Also daher dass ich da im vorhinein schon sehr viel, eben Negatives, gehört habe, war ich dann eigentlich nur positiv überrascht, dass man eben relativ viel lernt //mhm// was man gar nicht braucht als Heimhelferin.

I: Ja! (lacht)

Frau K: Du lernst es und darfst es nicht anwenden.

I: Das stimmt, ja.

Frau K: Also man kommt sehr zu Versuchung.

I: Mhm. Ja das stimmt. Es is (.) aber das is halt das wichtige, das man irgendwie den Hintergrund mitgibt.

Frau K: Nein es ist eh positiv. Am Anfang habe ich mit gedacht "für was lernen wir das?", bevor ich das Praktikum angefangen habe, weil wenn du nur mal in der schule hockst und nichts vom Praktikum noch mithast, denkst du dir "Da kann ich nichts anfangen damit". Darf ich ja sowieso alles nicht. Aber es ist dann schon positiv, wenn du weißt um was es geht und was die Schwestern reden. (lachen) //ja// Die Fachausdrücke.

I: Und irgendwas total Negatives? (.) So, auch in den Rahmenbedingungen, vielleicht langer Unterricht oder? (lacht) (...) Gibt es irgendwelche?

Frau K: Nicht dass mir da jetzt was einfallen würde. Vielleicht das Praktikum ein bisschen vorhin schon einschleusen in den Unterricht. //mhm// Weil im Rosenheim war eine, die haben das so abwechselnd gehabt, also die haben nicht 3 Wochen durchgehend gehabt, sondern haben einmal eine Woche und dann haben sie einmal ins Praktikum hineinschnuppern können, die haben schon ein wenig gewusst worum es geht wenn du es lernst. //mhm// So fehlt dir halt das praktische, ne? //ja, nur die Einsicht, dass du es brauchst// Du kennst es zwar von den ???, aber hast keine Ahnung um was es da eigentlich geht.

I: Ja, na da war unser Hintergedanke dabei war, dass es halt sicherer ist, aber das ist klar, es ist wahrscheinlich verständlich

Frau K: Sie lassen dich eh nicht wirklich viel dazu momentan, wenn sie es nicht sehen, dass du überhaupt dich dazu traust. Da fangt es sich schon an. Und sie sichern sich eh 100 Mal ab. //mhm// Ich hab das ?? gehabt mit der Diplomierten. Dass mich die halt gekannt hat, ich hab sie nicht gekannt, aber sie mich und die hat mich eigentlich hineingestoßen und hat immer gesagt: "Na wenn du dich traust, nein sagen tu ich nicht." (lachen) Wenn sie eh hinter mir steht, kann ja nicht viel passieren.

I: Ja klar. Ja das is optimal. Ja. Das glaub ich. Und gibt's irgendeine Situation oder Geschichte oder irgendein (.) in der Ausbildung, die (..) besonders Freude gemacht hat?

Frau K: Hm. Jetzt weiß ich aber nicht wie sie heißt. Die war cool, die ältere die Demenz unterrichtet hat.

I: Die Frau (H-.W. Lehrkraft)

Frau K: Ja genau. Die war lustig. (lachen) Die bringt's aber auch so cool rüber, so locker. Die war bei der Prüfung so eher so (.) Obwohl sie hat es anders auch können, habe ich bei manchen gesehen. //mhm// Aber gut, ich meine, sie hat eh nicht viel zum Lernen gegeben, also das kann ich ja lernen. Sie hat eh alles vorgegeben.

I: Ja. Aber das glaubt man manchmal gar nicht, so was.

Frau K: Naja das war schon, wo ich gesagt habe, naja, das is blöd. Das lerne ich auswendig, wenn ichs nicht kapiere, lerne ich es auswendig. Manche Sachen muss man auswendig lernen. Das habe ich auch bei der Basalen Stimulation, das habe ich auch alles auswendig gelernt, weil anders, hätte ich das nicht erklären können.

I: Ja stimmt. Ähm, und irgendwas, was (..) in der Ausbildung, was eher in das Gegenteil war, was eher in der voll mühsam war, überhaupt keine Freude gemacht hat, voll zach?

Frau K: Vielleicht was ich schon gemacht habe. Das Leben, Sterben, Trauer begleiten. //mhm// Aber ich bin ein halbes Jahr schon im Kurs gesessen, für mich war das jetzt nichts Neues eigentlich, nur Wiederholung. Genauso wie rot, ah das Grüne Kreuz, hab ich ja auch erst ein Monat vorher beim Roten Kreuz gehabt. Aber das ist halt weil ich es schon vorher gehabt habe. //mhm// Sonst wäre es wahrscheinlich auch (.)

I: Und irgendeine besondere Situation wo irgendetwas total schief gegangen ist, irgendein Misserfolg?

Frau K: Ja, Hygiene (lacht)

I: Gibt's da eine Geschichte dazu? Nein jetzt nicht, aber so überhaupt, wo du sagst "OK das ist jetzt total schief gerannt". Vielleicht irgendeine Situation im Praktikum oder im Unterricht wo du sagst, da hättest du dir vorgestellt und es funktioniert ganz anders und dann ist es irgendwie voll in die Hose gegangen.

Frau K: Könnte ich jetzt überhaupt nichts sagen, eigentlich. (...) Ich sage immer es kommt auf einen selber auch darauf an, wie man alles auffasst.

I: Das stimmt.

Frau K: Ich kann alles ins Negative ziehen oder eher so (Mittelschicht?). Ich mein es kann nicht alles perfekt sein.

I: Du bist mehr die positiv eingestellte, hm?

Frau K: Ja positiv, ich sag wenn ich jetzt dann einmal, ja, äh, so wie bei der Hygiene, was soll ich machen? War ein Grund da warum ich nicht gelernt habe. Darum sage ich, Hauptsache durch.

I: Genau. Irgendwelche Wünsche, die du hast oder die dir einfallen, dass man die Ausbildung verbessern könnte, also so hinsichtlich Unterrichtsunterlagen, Stundenplan, oder wie der Inhalt hinübergebracht wird? (..) Nein, aber wenn's jetzt (..) so für die Zukunft, was könnte man besser machen?

Frau K: Wie gesagt das mit dem Praktikum vielleicht nicht 3 Wochen durchziehen, sondern vielleicht einmal wenigstens 2 Tage hineinschnuppern ins Praktikum.

I: Mhm. Nur so eine Schnupperzeit vor (.)

Frau K: Das man einmal überhaupt weiß um was es da geht, weil das hat mir halt dann gefehlt, weil die anderen haben ja groß-teils schon gearbeitet gehabt und das und ich war ja eigentlich komplett frisch. Ich habe ja nicht einmal irgendwo geschnuppert gehabt. Ich habe gesagt "Das mache ich!" und wenn ich mir etwas in den Kopf setzte, ist mir das wurst ob es funktioniert oder nicht, das wird gemacht. Punkt.

I: Na, weil das is spannend. Wir haben jetzt die neue Gruppe, die mussten vorher von diesem Jobtransfer eine Schnupperwoche machen und die sehen das dann auch schon anders, also vielleicht sollten wir da wirklich etwas ändern.

Frau K: Nicht jetzt gleich am Anfang, aber wenigstens so einmal eine Woche in der Schule und dann einmal 2-3 Tage das Praktikum, dass man überhaupt weiß, um was es da geht. //ja// Und wie gesagt, wie bei mir.

I: Ja, is klar, weil man kann sich dann schwer etwas darunter vorstellen.

Frau K: Weil eigentlich in der Gruppe haben alle schon irgendwo, wenigstens geschnuppert gehabt und ich habe mir gedacht "hm, ich bin ein kompletter Frischling da".

I: Ja bis auf die N.(Teilnehmerin), glaub ich.

Frau K: Nein, die hat auch einmal hineingeschnuppert, so einen Tag.

I: Ah, ok.

Frau K: Und ich hab, "Ja, das geht schon" hab ich gesagt. Funktioniert schon. Ich meine gut, ich habe halt den Opa. Ich war daher ja schon in der Hospiz viel, weil der Opa ja drüben gelegen ist. Das hat mich ja gar nicht gestört, ich meine

I: Mh, ja vor allem du hast es ja dann schon von der anderen Seite gesehen.

Frau K: Ich habe halt das Extreme wahrscheinlich, darum (..) darum habe ich auch den Sterbe- und Trauerbegleitungskurs angefangen und habe mich dort verpflichtet ihnen ??? natürlicher Weg. Ab einem gewissen Alter, sage ich halt einmal.

I: Ja, kenne ich. Ähm. Und die letzte Frage ist jetzt mehr so hinsichtlich zu Familie und Umfeld. Wie haben die jetzt eigentlich reagiert dann, wie du gesagt hast du willst die Ausbildung zur Heimhilfe machen?

Frau K: Willst du das jetzt wirklich wissen?

I: Ja

Frau K: Nicht so positiv.

I: Ok. Warum?

Frau K: Nein mein Papa hat sowieso, ich bin eine Kellnerin, und ja, was will ich da jetzt machen? Dann der Harald, hat gesagt "du kannst das sowieso nicht, weil du wischt nicht einmal kleinen Kindern den Hintern aus, geschweige denn, dass du wen älteren". Da habe ich mir gedacht "Weiß der so viel von kleinen Kindern?" Gebe ich ehrlich zu. (lachen) Wirklich, ist nach wie vor so ???. Schau, das ist einfach nur Einstellungssache. Und das is wirklich nur Einstellungssache. Brauchen die Hilfe, kleine Kinder, nein da sind Eltern da. Die brauchen mich nicht. Ja, aber dann wie ich eigentlich angefangen habe, und dass sie gesehen haben, das es mir gefällt, war eigentlich eh jeder positiv. Für den Papa war das eher so "Wir haben den Heurigen daheim, was willst du jetzt da Heimhelferin machen?" und jetzt dann sowieso Pfleger noch, jetzt stellt's ihm sowieso alles auf. Da habe ich gesagt "Du Papa, da machen wir jetzt ??? tust die in die Betten rein und werden gepflegt nebenbei".

I: Und wie, wie Sie jetzt eigentlich, wie ging's mit der Zeiteinteilung uns so? Haben Sie da (.) hat da die Family irgendwie?

Frau K: Der Daniel ist in den Hort gegangen. Ja.

I: Weil es ist ja dann doch parallel zwei Sachen, oder?

Frau K: Ja. Ja, dann müssen halt alle zusammenhelfen. Wurst. Und das geht, wenn man will, geht's.

I: Ja, kommt mir bekannt vor. Gibt's da irgendein

Frau K: Dann ruft man halt 100 Leute an, und alles funktioniert.

I: Gibt es irgendein besonderes Erlebnis dazu, dass dir einfällt, wie du eben jetzt gesagt hast du machst die Ausbildung, oder während der Ausbildung? Von Seiten Family, wie sie gemerkt haben es taugt dir, oder?

Frau K: Positiv, positiv war, dass sie mich unterstützt haben, eigentlich. Also sie haben mir den Rücken frei gehalten. Das muss ich schon sagen. Sie haben auf ??? die Viecher angenommen und alles. Also ich habe einen wirklich freien Rücken gehabt.

I: Und beim Lernen?

Frau K: Hm. Die anderen haben es besser können dann schon als ich (lachen)

I: Na, weil ich weiß nur meine Kinder haben mir einmal gesagt "Mama, du hast einen Zweier? Einen Dreier?". Ja ich bin auf der Uni, hallo?

Frau K: Ja die Noten habe ich nie so gesagt. (lacht)

I: Ah ok, weil die waren immer sehr streng bei mir ja, also.

Frau K: Also das, der Daniel, das war das erste Sprücherl, bei der Kinästhetik, wie heißt das noch?

I: Ja ja das Tasten, Fassen, Zwischenräume spielen lassen.

Frau K: Ja genau. Der Daniel hat es können und ich habe es noch immer nicht können. Und dann habe ich gesagt "So, jetzt pfeif' ich drauf". (lachen) Aber der is herumgerannt und hat mir das Sprücherl vorgesungen und irgendwann is es hängen geblieben.

I: Naja, also bei meinen war es so, die waren im Kindergarten und im Kindergarten haben sie dann erklärt, die Mama is so wie der Nikolaus, die geht dann von Haus zu Haus und tut den Leuten Gutes. (lachen) Hat es nichts so ähnliches oder so bei euch gegeben?

Frau K: Nein, der Daniel sagt nur immer, wie, wie hat er beim Sterbe- und Trauerbegleitungskurs hat er gesagt "Die Mama ist lieber bei den sterbenden". Sage ich "mhm". Sage ich "Daniel, bitte halt den Schlapfen". (lachen) Äh, also am Land sind sie noch nicht so fortgeschritten, die Leute.

I: Mhm. Eh. Es ist schwierig, weil dass die das dann verstehen.

Frau K: Na ich habe da meistens die Wörter gehört "Na du weißt schon von klein auf an dass du ???". Das brauche ich, danke.

I: Super. Ja, das war's. Dann sage ich vielen Dank. Außer du magst noch irgendetwas ergänzen? Was dir noch eingefallen ist dazu. Irgendetwas, was dich besonders motiviert hat, nicht aufzugeben, immer wieder reinzubeißen?

Frau K: Ja das war eigentlich sehr positiv war, wie der H. im Tiefschlaf gelegen ist und die Ärzte haben ihm dann erzählt von den Pulver und das und ich habe gesagt "schau" und "aha" und "das und das", die haben mich ganz verwundert angeschaut, warum ich das weiß. Und ab dem Zeitpunkt haben sie eigentlich dann normal geredet. Also sie lassen teilweise schon sehr den Proleten raushängen, die Doktoren.

I: Ja, das is sicher. Das is sicher ein super Vorteil.

Frau K: Das war eigentlich alle Vorteile, wo ich sagen kann. Und in St. Pölten habe ich auch kein Problem mehr. Also sie reden eher mit mir, als mit dem Harald und verstehe dann aber teilweise auch Nüsse, weil alles weiß ich nicht. Das merke ich mir aber dann oder schreibe es mir beim Rausgehen gleich auf und schaue dass ich es dann google. So, "Was wollten sie jetzt?", aber nachfragen tut man auch nicht, das kann man ja dann daheim nachschauen. (lachen) Das ist eigentlich sehr positiv gewesen, also du kannst dich ein bisschen bewähren.

I: Ja dann sage ich danke.

Frau K: Bitteschön.

7.2 Interview 2

I: Interview 2, am 19.08. Ok, die Einwilligungserklärung und das Informationsblatt haben wir besprochen. Gut. Ähm, erzählen Sie mir so in Ihren eigenen Worten Ihre Geschichte, wie Sie auf die Idee gekommen sind, die Heimhilfeausbildung zu machen.

Frau Z: Mhm, ja, ich wollte immer schon Krankenschwester werden, aber die Noten waren jetzt nicht ok, in meiner Jugend, und ich habe immer schon viel Menschen geholfen und war viel zu gut und meinem Gastgeber war das dann einfach zu viel, also hab ich genauso betreut, und da habe ich gedacht dass in Heimhilfe betreue ich ja auch die Leute, ne? //mhm// Ja und das hat sich halt ergeben bei uns in Pressbaum, da sind Heimhilfen am Zug, ok dann ???, ganz einfach.

I: Mhm, mhm. Und der Wunsch war aber schon von der Jugend an da, oder?

Frau Z: Ja, für mich schon. Also, ähm, eher dass du, um Menschen zu helfen, also das, das war der Wunsch, ja. Und, und welche Art und Weise, also die Krankenschwester und nebenbei Alltagsleben und so, jeden Tag, ist was Positives, darum, also eher für ältere, weil die (...)

I: Mhm, und gibt's irgendeine spezielle Situation, (.) die Sie dann dazu bewegt hat jetzt die Ausbildung zu machen?

Frau Z: Naja, mein Job war nix mehr. Also das war schon sehr schwierig, also die Umstände. Die Firma, die Führung, die Kolleginnen, die Hinfahrt, also, ich meine so Lebensqualität bei mir ist auf null gekommen, wenn ich ehrlich sage, also jeden Tag mit dem Zitterer, dass ich da ja Parkplatz oder irgendwas und (.) und, ähm, der Arbeitsteil mit dem von Stunde her, also hab ich gedacht, ok dann, fertig.

I: Mhm, wobei der ist ja bei den Heimhilfen manchmal auch recht Mühsam, oder? Von den Dienstzeiten, nicht? Ah, schlimmer, schlimmer als in dem

Frau Z: Also das ist ???. Ja, ich habe jetzt zwei Mal pro Woche ??? frei gehabt. Also das ist

I: Das gibt's im Gastgewerbe nicht so.

Frau Z: Ich vertrage. Entschuldige, was gibt es im Gastgewerbe gar nicht gibt ist Gesetze. Gesetze gibt es null. //mhm//Ja, da 14 Tage durch eigentlich dann unerlaubt, aber trotzdem, ohne freien Tag und dann auf einem Tag ??? und von der Früh bis am Abend und wenn es notwendig ist, also das gibt's nicht. Ich habe zwei Tage frei, ich habe eine Viertelstunde Entspannung von der Arbeitszeit, weil ich arbeite nicht in Pressbaum, Gott sei Dank, weil ich wollte meine Privatsphäre behalten. //mhm// Ich arbeite, und auch durch Zufall, in Breitenfurt //mhm// und leiwand waren Breitenfurt und Sulz und Laab, also richtiger Wienerwald. Gemütlich von der Entfernung. (..) Äh (..) Maximum zwei Mal im Monat Wochenende, sowas habe ich nicht einmal gewusst, dass es Wochenende gibt, also kleine Unterschiede vom Gastgewerbe. //ok// Dann habe ich 30 Stunden, die restliche wird ausgezahlt, das gibt's auch nicht, wenn man 50%/100% am Wochenende, das war im Gastgewerbe alles umsonst, am Wochenende. Ist ja verständlich. Es ist ein ganz normaler Arbeitstag, oder?

I: Das wüsst ich auch nicht.

Frau Z: Ja genau, nur die Feiertage war es dann doppelt gezahlt, sonst nichts. //ok// Also das ist alles nur gute Sachen. Und, äh (..) Rechte hat er nicht. Und da gibt er Rechte auf, also eigentlich ist das ein sozialer Betrieb und man wird gefragt ob ich dann am Feiertag arbeiten möchte. Und eine gescheite Ausbildung. (lachen) Naja das gibt es schon, dass sie so hinschreiben ???. Und dann ein neues pro Woche gleich, naja dann, du hast 16 Tage Urlaub und, und dann schreib' das wann und da sag' ich "Hä?" Sag' ich normalerweise heißt das 6 Monate, dass, "Ja du bist aber gut erzogen". //ok// Also das sind die Unterschiede was bei dem Arbeitgeber //also es ist mehr sozialer als// weniger kämpfen, oder überhaupt die Rechte erkämpfen.

I: Mhm. Und irgendeine Geschichte oder ein Erlebnis, ähm (..) das mit der Pflege irgendwie verbunden hat, um die Ausbildung einzuschlagen.

Frau Z: Hm. Ich habe ??? eh erfragt und ich habe das gesehen, ja denk ich mir, äh, gepflegt, sagen wir Zuhause Körperpflege. Ich hab für denen alles gemacht und es mir gefallen. Es hat immer den Gefühl gegeben, ok, du wirst gebraucht und geliebt //mhm// und da habe ich das Einzige, wo ich dann nie enttäuscht war, also //mhm// eigentlich in, in, sonst kriegt man nur kalt/warm manchmal, ne? Und, und da habe ich das Gefühl gehabt, ich tu' euch was Gutes und die lächeln dann über meine blöde Schmäh und (.) Wo ist unsere Kappe? (lachen) Also, grad das, das was mich auch, ok kann ich umgehen außerdem, bei mir is eher die älteren Leute sind immer so gerne bei mir, also ???

I: Mhm. Und aus der Verwandtschaft irgendwen einmal gepflegt, oder eher nicht?

Frau Z: Nein, danke. Meine Mutter ist ???, also die kann man (.) Da habe ich, da möchte ich nichts mit dem zu tun, weil ich denk mir wir (da fühlen wir uns beide bedroht, sorry?)

I: Mhm. Ja das verstehe ich, mhm.

Frau Z: Also von meinem ganzen Herzen, wenn ein jemand ein bisschen ein Gehirn im Kopf hat, dann soll er da jemanden nehmen und die gehört dazu. Weil sonst ist alles ???, also die Seele, oder

I: Mhm. (..) War auch eine Gute Entscheidung das Auswärts zu nehmen.

Frau Z: Ja.

I: Mhm. (...) Und jetzt einfach so zum Lehrgang, (..) Wie haben Sie Ihren Ausbildungsalltag in der Schule erlebt?

Frau Z: Lustig.

I: Warum?

Frau Z: Naja, du, du ich meine. Ich glaube große Lebenserfahrung, es war eigentlich sehr vieles wirklich, von anderen Sichten, (von weitem betrachtet?), war vieles lustig und die ganzen Lehrer, es ist (...) und die Kolleginnen, die ??? und so, also ich habe schon beobachtet, sehr vieles und (...)

I: Irgendein Beispiel?

Frau Z: Na eben, es fällt mir nicht mehr ein. Ich weiß nicht, vielleicht (..) Oh ja, die Schulkollegen neben mir, weil sie sich gleich wegsetzen und (..) ähm (..) das er nur ??? bescheid gibt und mit ihrer Familie ??? und, ähm, das der meint er kriegt das, das ist der falsche Platz, eigentlich, für den Beruf, hat er der einen (Rednerin?) gesagt. //mhm// so richtig mit, denk ich mir, eine, eine erschreckte Bemerkung gemacht und da ist mir dann auch die recht gegeben wollten und gleich am Anfang an hat mir das getaugt. ??? Irgendwas passt da nicht, hm. //mhm// Und ich habe mich eher zurückgezogen, da siehst du. Naja ich bin normal ein offener Mensch, aber wenn ich spüre das irgendetwas ist, dann sofort "Uh, probier's nicht". Also, unreif, //mhm// eh nicht böse, unreif, einfach unreif. //ja// Und Beruf, um zu leben und zum, äh, ja.

I: Mhm. Gehört das, ja, gerade in der Pflege glaube ich.

Frau Z: Ja das auch. Ich habe eh gedacht, ja, wurst.

I: Hat's irgendetwas gegeben, im Laufe der Ausbildung, jetzt egal ob im Praktikum oder im Unterricht, was für sie besonders motivierend war? Irgendeine Situation oder Erlebnis? (...) Wo Sie sich besonders erinnern.

Frau Z: Äh naja, im Praktikum, äh, also da, reicht es wenn überhaupt nicht, für das habe ich (..) ich habe gedacht ich muss weg, //mhm// das is nicht für mich, das habe ich gespürt. Und, ähm, naja ich war froh, dass wir jeden Tag etwas Neues gelernt haben und ich ein bisschen (alles?) zum aufsaugen. Hm, ein paar "Hoppala" ist natürlich passiert wenn ich dir (.) die Zähne vertauscht man die obere mit dem untere, und erst dann, oder //is normal// (lachen) Und ich ganz gern auch das machen, weil was der nicht zahlt man das und, äh, den günstigen Zähne dann fallt er noch das erste mal Waschbecken und dann auf die Boden und die sind im ganzen bleiben und dann sag ich, ja danke, lieber Gott. (lachen) Aber sonst, äh, zu motivieren, einfach besser zu machen und ich bin eh immer so, dass ???. Ich mag alles besser wissen können, ich muss ja nicht unbedingt den Anfang haben, aber da zu wissen das ich könnte ich mehr machen, weil ich bin eher so jemand der der 130% gibt, ich mein, ich will was wissen. Und von alles lernen, einfach nur lernen, weil die Situation jedes Mal anders

I: Also jetzt gar nicht konzentriert auf die Note, sondern dass man den Inhalt, das man das mitkriegt.

Frau Z: Ja.

I: Mhm, mhm. Und irgendein, irgendein Erlebnis gewesen?

Frau Z: Was motiviert? Ja, mein Mann hat jedes Mal gesagt "Nein, du schaffst das nicht!" Weil, vor allem sie hat's geglaubt, sagt er "Was? Ich habe laut geredet." //mhm// Ich sag', du solltest, du brauchst mich nicht mehr ansprechen, geschweige denn schreiben, was machst? Sag ich, ja. Da hat er eh gesagt "Du fragst mich, so jetzt ich geh" Aber da siehst schon, (lachen) ist gefahren und er hat danach erst zugegeben, er hat mir nicht geglaubt, dass ich dann danach noch einen Einser hab ich mal gemacht ???. Und dann er so "Du Streber!" (lachen) Na dann schon, aber wenn er nicht hat, der sagt "Nein, du schaffst das", dann übertreiben. Also das ist schon, eine so (..) beweisen oder zeigen oder was bei den Bekannten und Kollegen. //mhm// Das hat mich angespornt.

I: Mhm, und irgendwo (...) eine Situation die für Sie ein besonderer Erfolg war in der Ausbildung?

Frau Z: Naja, einen Tag hab ich vielleicht im Altersheim, verbotener Weise, aber die drei Leute duschen und umziehen und so, das darf man nicht alleine und die haben so wenig

I: Warum nicht alleine? Aso, als Praktikant. Mhm.

Frau Z: Und er hat gesagt ich soll so, naja, assistieren und er darf ja eh nichts. Also ja schon, die bessere habe ich bekommen. //mhm// Aber das trotzdem taugt mir nicht ohne Aufsicht. Und, und, äh, der chef hat das erst später erfahren und war ganz stolz auf mich. Oh, hab ich gesagt, Sie haben das nicht gehört. (lacht)

I: Ja grundsätzlich, ich denk mir das muss die Praktikumsanleiterin entscheiden, ob sie jemanden alleine gehen lassen, oder nicht. Aber wenn die Station das dort

Frau Z: Die sind unten. Die können schauen was in der Station passiert. //ja klar// Ja, weil ich hab's ja auch nicht gewusst. Jetzt kenne ich mich eh schon aus.

I: Aber wenn die Station sagt bei Ihnen geht das nicht, dann is

Frau Z: Ich war vor Stress gebadet, weil ich habe alle drei oben duschen, ja, und keine Fehler, rechts und links, aber da kommt man darauf, erst einmal, wie das funktioniert, überhaupt, ge?

I: Mhm. Und, jetzt so zu den Rahmenbedingungen von der Ausbildung, also Stundenplan, Klasse, Unterlagen, äh, (..) Zeiten. Ähm. Gibt's da irgendwelche Situationen wo Sie sagen die, die Rahmenbedingungen oder so wie ich mir das vorgestellt habe, wie das jetzt abläuft, so passt das? Oder gibt's da Erlebnisse, wo Sie gesagt haben, da fehlt mir irgendetwas? Könnte man etwas besser machen oder könnte man etwas ändern?

Frau Z: Hm. In dem Rahmen, äh, also ich bin eh, also nicht wie erwartet und dafür ???. Also ich bin eine was da nicht so viel aussetzen tut, sondern dass ich sag, alles ok, passt. Mache ich. Und sowie keine Fehler dabei sind, eher die positive, was da am Anfang haben wir 3 Wochen gelernt und danach wieder ??? weiter und, also ich komme mit alles klar, ich sage nur so. //mhm// Und wenn es dann, ja ein, ja die Leute ???, ja ich weiß es nicht. Jetzt gibt's Material, wo es dann nicht voll interessant, was du nicht für die Job, aber musst du trotzdem hören, also es ist aber auch dabei, also das muss sein. //mhm// Also geht's um akzeptieren was da ???. Ich bin keine griechische ???. (lachen)

I: Irgendetwas, was besonders gut war?

Frau Z: Ähm, äh, äh, Lehrer oder, oder?

I: Nein, einfach so an den Rahmenbedingungen. Ja, gehören sicher auch Lehrer dazu oder, also, das man sagt, ja, weiß ich nicht, also, zum Beispiel "Es hat nicht um 6 in der Früh angefangen" oder keine Ahnung. Halt, so von dem ganzen drum-herum von den Rahmenbedingungen der Ausbildung.

Frau Z: Ja das war eh, also es war eh passend. Und, und die Parkplätze waren immer rundherum, also, ähm, ja aber das sind den, den Begegnungen ??? und dann liegt auch Geld wieder dort, also das gehört jetzt nicht dazu. (Handy klingelt)

I: Irgendetwas, das besonders schlecht war? Wo Sie gesagt haben, wo Sie sich gedacht haben, das ist jetzt eine Situation, die man jetzt rein im Unterricht oder mit dem Stundenplan oder von dem Zusammenspiel nicht taugt?

Frau Z: Nein, eigentlich, ähm, ähm. Ähm ziemlich ok. Äh, die Führung hat eine leichte, äh, kalte, äh, Ausstrahlung. //mhm// Ja weil, eine alte (Geschäftsfrau?). Also ich besuche ihn auch immer wieder. Warum nicht da und warum nicht da und so weiter, also ich bin sicher nicht ???. Aber das war nicht so //mhm// (lachen) Nichts, gar nichts, einfach nur, gar nicht present wäre vielleicht besser, für mich.

I: Mhm. Also wenn Sie quasi die Direktorin wären, dann

Frau Z: Für sie war das auch für die, also für die, weil wir haben sie dann, da hat es Diskussionen gegeben, und wir sehen ob das dann etwas Positives //ok, mhm// ??? ok, sie ist die Chefin und tschüss mit ihm, also das wär eine gute Idee. //mhm, mhm// Musst du die empfehlen vielleicht, weil da kommt er besser aus. Ich sag von den Studenten, also das. Weil dann, dann keine Stunde machen sondern gar nichts, sondern einfach nur ja, ok, am Anfang und am Ende vielleicht als Schuldirektorin.

I: Ich glaube das wird schwierig, sie unterrichtet so gern. Das wird schwierig, sie unterrichtet so gern. (lacht) Ja, aber es, ja, das

Frau Z: Das, das war die einzige, was immer wieder, immer wieder was, irgendeine kleine ding gehabt. Von anderen Klassen auch, 1-2 Leute wo ??? haben auch über sie geredet und da denke ich mir, das ist nicht ok. Also da muss ich Ihnen die Resonanz und

I: Nein, nein. Das ist dann auch für die Schule schwierig.

Frau Z: ??? habe ich immer wieder gesagt, aber ich finde halt manchmal, manche Sachen schwer aufzuwiegen, so die Reaktionen von ihr, die so in die Richtung keine Ahnung und, und also ich tät' die lassen. (lachen) Aber muss ja jeder lernen.

I: Irgendeine, irgendetwas in der Ausbildung, irgendeine Situation, die Ihnen besonders Freude gemacht hat?

Frau Z: Na die drei

I: Die drei duschen. Irgendetwas, was gar keine Freude gemacht hat, wo Sie sagen das war furchtbar?

Frau Z: Es war gar nichts furchtbar.

I: Gar nichts? Irgendetwas

Frau Z: Gott sei Dank.

I: Irgendein negatives Erlebnis in der Ausbildung?

Frau Z: Nein. Nein. Ich bin ???, muss ich ehrlich sagen, nein. Es war viel Negatives, auch Positives zum Lernen und es war viel ??? //ok// Einfach mit den Sachen von ich lerne von alles. //mhm// Weil in der Ausbildung habe ich kein, keine besondere (...) (Lücke?) gehabt oder keine besonderen Unfälle oder ??? //mhm// keine Tote und kein, also (..) oder (Handy klingelt)

I: Irgendein Misserfolg? Eine Geschichte von einem Misserfolg, der irgendwie passiert ist, oder

Frau Z: Naja die Zähne. (lachen) Naja man kann keinem Pflegehelfer sagen hilfst du mir, "Das glaub ich nicht, dass ich dass hineinkriege" (lachen)

I: Das ist aber auch nicht so einfach. Das stimmt.

Frau Z: Ja am Anfang habe ich mir, ich habe mir mein, also das sein Kronen zwar, die haben nicht ???.

I: Ja vor allem es gibt ja jetzt ganz viele verschiedene Zahnprothesen das wird ja immer schwieriger. Wobei in den meisten, in den meisten Praktika lasst, lasst, man es, gerade in der Heimhilfeausbildung lassen die ja die Leute gar nicht die Zähne reingeben.

Frau Z: Na das ist die eine, die (vergiftet?) dich sowieso nicht, aber im Pflegeheim das war so schwierig, also das ist (..) Und, und sie konnte eh nicht mehr reden und so. //mhm// Ja.

I: Mhm. Ja gut, solange sie noch die Hand, also, hm, es gibt da mehrere Regelungen wo man sagt, wenn sie noch die Hand mitbewegen können, dann darf man dann das, deshalb finde ich es gut wenn man es lernt, aber

Frau Z: Na, ich hab's eh dann, dann

I: Ja, es ist halt schwierig, ja. Aber das glaube ich.

Frau Z: Aber seitdem habe ich das noch nie gemacht, außer in dem Praktikum und, äh, und irgendwann ab dem Zeitpunkt, ich habe immer denen die Hand gegeben und so. Aber nicht so einfach ist das natürlich und es dauert ewig und ???

I: Haben Sie irgendwelche wünsche, (.) wie (..) man es jetzt schaffen könnte die Ausbildung zu verbessern?

Frau Z: Hm.

I: Vielleicht hinsichtlich Lehrmittel, also Skripten, oder (..) kann man da beim, oder vielleicht mehr Bücher, oder Stundenplan?

Frau Z: Na ich, ich

I: Oder hat es irgendwelche Fächer gegeben, wo Sie sich gedacht haben "Ach, der Inhalt wird nicht so rübergebracht und erzählt wie ich mir das gerne hätte. Kann man da nicht irgendetwas ändern?" Oder, "Könnte man den Lehrer nicht austauschen?"

Frau Z: Ja da (reden wir dann wieder?) ???. Naja der war schon sehr monoton und dieser ???.

I: Hm. Den gibt es eh nicht mehr. Den haben wir ausgetauscht.

Frau Z: Ja ok. (lachen) dudududududu, du, du, du zwei-vier mal und, äh

I: Vor allem Pharma ist ein schwieriges Fach eigentlich.

Frau Z: Ja ok, aber, aber dann, dann, ich mein, es war schwierig zum Lernen, also das weiß ich noch und ich weiß nicht, kann mich an circa die Hälfte noch erinnern, dadurch dass ich es nicht brauche. Wenn ich es brauchen tät', ja dann tät' ich's mir dann wieder auffrischen. //mhm// Aber (.) diese dindindindindin und da gehen wir ganz schnell schnell auch noch schnell dazu //mhm// Lernt es zuhause, so in die Richtung und ich erhole mich mal und werd zwei Filme und, ähm, die Hälfte fast eingeschlafen dabei, also das finde ich nicht ok.

I: Er hat Filme gezeigt?

Frau Z: Ja, zwei Filme hintereinander und ich wäre fast eingeschlafen.

I: Oh, ok. Interessant. Aha.

Frau Z: Das war sehr quälend, also da habe ich dann, ja ok, die Pharma, hätte man ein bisschen Erklärungen gegeben oder, keine Ahnung. Es ist eh so ein trockenes Thema, aber trotzdem gibt's da so

I: Na ich bin Chemiker, das ist spannend. Aber, äh, man muss, es kommt darauf an, wie man es rüberbringt, ja.

Frau Z: Ich weiß gar nicht einmal (..) und Herz, irgendetwas mit dem Herz, vergiss es. (...)

I: Ok. Interessant. Mhm. Sehr spannend, Filme. Und Sie wissen nicht vielleicht noch irgendeinen Titel oder so?

Frau Z: Ja die Claudia wird sicher wissen, einen.

I: Die hat mir gar nichts erzählt von dem Film.

Frau Z: Mit dem Herz und pumpen, die Blutpumpe und die Zirkulation und ??? und dem, glaube ich. Ich bin mir aber nicht ganz sicher.

I: Ok

Frau Z: Wie das heißt und warum ist das wichtig und was ist das, diese, ich meine der hat das versucht für die (..) für die, äh (.) und die eine Kollegin hat immer überhaupt nicht merken können, die eine Blondine. //mhm// Da hat er dann 5 Mal wiederholt "Na, wie heißt da das da?" und dann is er eigentlich dann (geschnürt?) den, den Adrenalinschub und so weiter und wie das funktioniert und dann, ja ok, aber das finde ich (..) ??? Stunde.

I: Hm, den ganzen Nachmittag ist viel.

Frau Z: Noch etwas noch und dann noch etwas und (.) //mhm// Also das war für mich ein bisschen schwer, für die, für die ??? lernen. Ich weiß nicht wie die bessere Noten waren, aber ich glaube ??? liegt daran, wenn man besser erklärt, oder so, weil ich glaube am Ende eigentlich dann gar nichts daraus gebraucht, aus der Gruppe. Ja, weil ist ja auch ganz normal weil da gibt's ja noch mehr ???. Also mir hat dann, dann später, naja immer das ich mit ihr rede und da (mag man einen Patienten?) und einfach nur mehr Medikamentenstunde //mhm// oder so, ja. //mhm// Was gibt's da noch Möglichkeiten, na und (..) is wurst.

I: Aber da ist er

Frau Z: Ich kann ja nicht beurteilen, wenn jemand

I: Nein, nein, aber

Frau Z: Wahrscheinlich schon mehr Drogen schon herausgekommen von lauter ???

I: Ja ich denke nur, Pharma könnte man eigentlich ganz spannend aufarbeiten.

Frau Z: Ja ich, ich weiß es. //aber// Ich bin kein ???, ich bin sicher, wenn man mir etwas erzählt, dann bleibt irgendetwas hängen.

I: Ja das kommt immer ganz darauf an, wir haben halt Pharma ihn genommen, weil er ein Arzt ist, //mhm// und wir haben uns gedacht, es ist üblich normalerweise, in den ganzen Schulen, dass man halt für Pharma Ärzte nimmt und wir haben jetzt aber eh überlegt ob wir nicht das selber übernehmen können.

Frau Z: Eine ??? wäre für mich besser.

I: Man geht, geht eigentlich auch als Gesundheits- und Krankenpflegelehrer davon aus,

Frau Z: Naja wie gesagt, na, eine, die in meiner Apotheke arbeitet, die kennt sich aus, //ja// besser weil die ist dann nämlich dann echt mit der Pharmacie grad den ganzen Tag, also für mich ist das der Sinn von ???. //ja, ja// Also ich vertraue bei meiner Innere //ja// kompensieren wir. //ja// Aber sonst, (.) ich meine, er war aber sympathisch und so und (...)

I: Ok

Frau Z: Ich habe eh, was war das da? Da habe ich mir wieder eine blöde, ich habe es, ich kann mich nicht halten, wenn ich das aus (irgendeinem?) jemals wissen (..) Irgendwann muss man ja, gut, ich mag jetzt nicht bestellen, sage ich "haben wir eh schon", also, jedes Mal, das haben wir eh schon. "Wer hat das gesagt?", sage ich "Na wer?" (lachen) Irgendwie hat es mir so gefallen dort. //mh// Aber ich habe das (.) nicht ausgehalten ohne ??? (lachen) Aber er hat das sehr ausgehalten mit den Fragen, glaube ich, weil mir kommt das so ohne zum Nachdenken. Natürlich die ganze Klasse hat dann wieder aufgewacht und gelacht, aber (lachen) Was soll ich sagen, ja, is ja wurst. Es ist, na sie mussten's dann zuhause lernen und deswegen haben sie alle, glaube ich, dann, die haben alle eine Panik gehabt vor Pharma, //mhm// weil sie waren wahnsinnig schlecht.

I: Ja, vor allem, also ich denke mir, es ist jetzt nicht der Sinn, eben natürlich, im Erwachsenen-Unterricht öfter so, dass man sagt "Gut, einige Dinge muss man sich zuhause anschauen", aber es geht jetzt doch darum, dass man dort nicht umsonst sitzt. Weil es ist ja doch Anwesenheitspflicht, ja, also

Frau Z: Ja wie der Name schon sagt, ???. Ich meine, er hat eh das versucht natürlich, aber dann, is wurst. //mhm// Und es ist ja nicht so, und, äh, naja da sage ich ??? in dem alle und so, was mache ich damit für was braucht man das und ich bin immer dann eh da selber darauf gekommen, weil im Praktikum habe ich gesehen, da, da, da haben wir irgendetwas ??? //mhm// Und der Pass hat nicht gepasst und wir haben ??? genau bei uns ??? und dann bei den Heimhilfen dann anrufen die ganze Zeit. //mhm// Und was ist los, ne? Weil sie ja die Telefonate ??? Sekretärin oder was, sage ich, der hat das nicht ausgefüllt, und? //mhm// Und dann sage ich, wir haben schon etwas zu tun damit, ??? eine Ahnung davon. Aus der Rast, ja, braucht nur deppert (hinfallen?).

I: Ja das ist es ja, ja.

Frau Z: Oder zusammenbricht oder was.

I: Das ist doch wichtig, dass einem auffällt, das etwas nicht stimmt. Das ist eigentlich

Frau Z: Oder wie der reagiert nur, da was da, ich meine, geben kann man eh nichts, aber

I: Naja, aber ich kenne es eigentlich weil ich selber über 10 Jahre in der Hauskrankenpflege war und man hat dann doch, äh, ich war jetzt fasziniert dass da irgendwann in ??? ja doch deinen Stock, wenn nicht dann, wenn ich weiß die Heimhilfe ruft mich an, irgendetwas passt nicht, ja, dann sage ich, na gut, und was passt nicht? Schau' mal nach und wenn man von Medikamenten gar keine Ahnung hat, gerade in der Hauskrankenpflege, ist es schwierig. Ich glaube in den Pflegeheimen ist es nicht so arg, weil da hat man doch immer das Team.

Frau Z: Naja weil bei der Hauskrankenpflege habe ich mich am wenigsten (gerungen?) so mit dem, was ein Medikament bewirkt, so, ich bin weder der ???, noch die Krankenschwester.

I: Mhm, es kommt vielleicht auf das, das Rayon an und auf das Team.

Frau Z: Naja also bei uns ist es, da versucht man die Heimhilfe dort drüben im Eck, Heimhilfe machen //das ist schön// und sehr vieles machen die Pflegehelfer, was die normal, habe ich gelernt und so weiter und das finde ich auch ok. //ja// Ja aber wenn ich's dann, die Patienten, ??? oder sehr selten, //mhm// also so wo er sagt ich bin eine Pflegehilfe //mhm// schon dass er mit den, mit den Umständen wirklich, äh, ja das hängt immer von der Krankenschwester ab, //mhm// die Pflege, //mhm// würde ich einmal sagen. Da habe ich auch das gesagt, in Pressbaum so ein Praktikum, da habe ich schon gedacht, hm, ok, jetzt ???, also jetzt geht es mir ein bisschen leichter und, ich weiß nicht, ich schätz das ist ein Unterschied. //ja// Aber wenn ich dann hingehen muss, dann muss ich eben, na, aber nicht ständig und (..) diese richtige (Heimhilfe?)

I: Ja, das ist super. Und jetzt, äh, zum Abschluss, ähm (.) wie hat jetzt Ihre Familie und Ihr Umfeld auf die, die Umstellung, dass Sie jetzt die Ausbildung zur Heimhilfe machen, auf den Schulalltag und das ganze reagiert? Gibt's da ein besonderes Erlebnis?

Frau Z: Ja die haben mich alle gespornt, also du schaffst das, ich werd den ???, und, äh, eigentlich alle, also bis zum letzten haben sie alle den Daumen gedrückt und haben sie alle gewusst ??? da geht es jetzt ums schaffen. Und waren also, und, und im Nachhinein auch, also da freuen sie sich extra, also jeder hat Freude, also vor allem meine Freunde, die freuen sich für mich, also meine Familie sowieso. Und der Rest ist mir wurst. //mhm// Der Neid, der was da die andere Seite, wenn ich jetzt erzähle was gegenüber den anderen, natürlich, das könnte ich mal dann in der Firma unter die Nase reiben. Ich verdiene jetzt genauso viel wie mit 40 Stunden, wie mit 30, ne. //mhm// Und ich krieg' um mein ??? das und das, also das hat mich schon ein bisschen

I: Aber es hat dafür eine andere Lebensqualität, ne?

Frau Z: Absolut! Na ich verdiene jetzt genau so viel mit 30 Stunden.

I: Aso eh. Na das ist eh super!

Frau Z: Wie mit 40, das habe ich unter die Nase gerieben, natürlich dann, weil (..) habe ich ausrichten lassen. Könnt's mich einmal. (lachen)

I: Super.

Frau Z: Ja und Wochenende und Sonntage ist auch bezahlt extra und ähm (lachen)

I: Ja vielleicht kriegen wir dann ein paar neue Teilnehmer in der Schule (lacht)

Frau Z: Naja, es haben sich viele schon erkundigt was ich lerne und so weiter, ne, aber, aber, hm, ich will nicht ???. Also eigentlich muss ich ehrlich sagen, der, der Material war eine Menge, äh, es war mehr als wie eine Heimhilfe braucht, aber ich war froh darüber, habe ich eh gesagt, nur dafür, wenn man wirklich lernt dann ist man dann vorbereitet auf alle Fälle. Dann so (fast?) //ja// Ja und in einem Not, muss, da muss man dann wiederbeleben, weiß ich nicht was, das werde ich nicht können, weil da werde ich sicher nervös.

I: Naja das ist normal. Ja.

Frau Z: Also der Schock ja, aber wahrscheinlich hilft's da trotzdem, aber (..) das ist eine eigene Kategorie wieder, ne. //mhm// und ??? erhalten das, ja.

I: Ja, aber es war auch, also von meiner, oder von unserer Seite, von der Schule darauf ausgelegt, dass wir gesagt haben, lieber ein bisschen mehr, und etwas zum Nachschlagen, wenn man dann vielleicht einmal im, im Alltag, weil es dauert ja 3 bis 5 Jahre bis man dann wirklich der Profi in dem Beruf ist. //Aso// Und falls es da irgendwelche Situationen gibt, dass man halt dann, quasi ein Nachschlagewerk hat.

Frau Z: Es kommt immer, es kommt immer etwas Neues jeden Tag haben wir Neues genommen und, und ich weiß es nicht, sie sind sehr zufrieden mit mir.

I: Ja, das kann ich mir vorstellen.

Frau Z: Also, von der ersten Woche an und das sind einfach Patienten, ma, ähm, also das ist, das ist für mich, weil eigentlich ein ballon, sagen wir so, der irgendein Stoß ??? und, aber ich arbeite super, die erste Wahl, dann bist halt einmal Heimhilfe, und gern. Aber da hat mich jemand ??? und der ist ja gestorben, ja. Aber da habe ich dann, sagen wir so, wie ein Dompteur habe ich mir, äh (.) also den ??? wie die (Uni?) an Medikamenten wahrscheinlich und, ähm, obwohl die letzte Demenz, sag, äh, ich (gebe ihm?) etwas für Schwingungen, Stimme oder keine Ahnung was, der hat sich dann beruhigt und //mhm// er hat mich nicht getreten, hat mich nicht geschlagen, hat sich behandeln lassen und so, Körperpflege, das allerwichtigste, ne. //mhm// Und da war ich dann schon stolz natürlich dann, dann lebt der nur eine Woche, das ist nicht ???, aber für ihn ist es halt am besten so, schön ist es, weil wir haben glaube ich zwei Mal hintereinander und, und die haben mich, ich meine die erste, erste ??? war gleich, hm (...) und zum Lesen, beim hingehen //mhm// hat man 24 Stunden wirklich gehabt //mhm// die wollte dann noch einkaufen gehen, ne //mhm// Da habe ich gedacht, naja, die schaut nicht gut aus und die 14 Stunden Pflege, es ist nur, das sind keine Pfleger, das ist eher so ein Gesellschaftsding. Lesen und ??? Alltags??? zum zum Laden und so weiter, ne, und, und (.) und, ähm, Freitag später war ich dort und habe mir gleich die ???. Es war schon so, es war sehr schlecht und 3 Tage später dann noch schlimmer und, ich habe alles korrekt gemacht und, ohne zum irgendwie Nachdenken, nachher, die, die Dokumentation, ja und woher sie nicht was, was da so richtig, ne. Und Sie war die erste Patientin, und da habe ich gesagt, vielleicht ich war's auch. Auch natürlich dann in (2 Tage später?), aber, was soll ich sagen, da habe ich dann schon nach Austrocknung und so weiter geachtet //mhm// auf das und //mhm// mit den Infusionen, aber das haben wir schon. ??? //mhm// Also, da habe ich mir schnell die ??? //mhm// Das ist die ersten zwei Wochen, ist das für mich, ok, und, ähm, (..) aber es ist pack' ma dazu dann, und dann umgehen damit dass der wirklich tot ist und so weiter, aber ich kann das nicht erörtern. //mhm// Hat sie genug gelebt, also, //mhm// nur bei einer Jungen könnte ich es schwer akzeptieren. //mhm// Wenn er alt ist, jemand, dann braucht man halt irgendetwas zum ??? und (einen Tag plärren?), aber ich meine schon manchmal haben wir es zum letzten zurückholen //mhm// (...) also

I: Gut. Irgendein besonderes Erlebnis aus der Familie, dass, wie die, dass die irgendwie

Frau Z: Was die halt eben

I: Wie Sie die Ausbildung gemacht haben?

Frau Z: Oh ja. Meine Mutterredet mit mir jetzt, weil sie könnte auch so etwas brauchen. (lachen)Und jeden Monat hat sie mich angerufen und ich habe jeden Monat, sie hat mich angerufen, ja. Nur ich habe Angst

I: Dass sie dann

Frau Z: Kaum die Ausbildung fertig, dann hat die schon, (...) jetzt nichts, ge. Ja und was macht die eigentlich noch? Das und das und das könnte ich auch.,Jetzt auf einmal, gö? Im alten Leben war ich der letzte Dreck und jetzt dann

I: Na vielleicht ist das auch so ein Ausdruck von Stolz, oder, dass die Tochter jetzt

Frau Z: Ja, sie versucht es ja jetzt glaube ich eher, als zum in Ordnung birngen, was da schon alles kaputt gemacht, also die, von der Sorte, was da darauf kommen im Alter, ich meine, ich habe eh keine Beziehung. //mhm//

I: Na vielleicht (.) Also ich (.) bei meiner Mutter war es umgekehrt. Wie ich gesagt habe, ich mache die Krankenpflege Ausbildung hat sie eine Zeit lang nichts mehr mit mir gesprochen. Vielleicht ist das eher nur so ein Ausdruck, dass sie jetzt halt stolz ist auf Sie, dass Sie die, eine tolle Ausbildung gemacht haben, in ihren Augen, ja, und nicht eben, nicht mehr im Gastgewerbe.

Frau Z: Aso, ich weiß nicht, also die Berufsschule und Matura hat sie nicht gerührt.

I: Ok.

Frau Z: Ok.

I: Hm, hm.

Frau Z: Es sind die Zeiten vergangen, sie ist dann 50 Jahre älter geworden und jetzt ist sie mit dem Alter vielleicht darauf gekommen, //mhm//ich bin ihr auch Wert, glaube ich. //mhm// Weil ich mit 12 wollte ich auch in die Krankenschwesterschule gehen, aber die Noten waren schlecht. Na weil, ich war da ein Kind und, wie sagt man immer, trotzt. Ich meine ich war ??? und dann habe ich gesagt, ok, dann, "Du kennst mich, ich beweise das" und dann habe ich lauter Einser geschrieben. Krankenschwesterschule wollten sie mich nur vom Gymnasium und dann habe ich nicht geschaut mit dem Mathe und dem //mhm// Also, mein lebenslanger ???.

I: Ja wenn man es will geht's. Gut, dann sage ich Dankeschön.

I: (lachen) Ja, wie war das? Ergänzung Interview 2.

Frau Z: Nein, nur im Grunde, schwer zu ???, ganz jung, also 55 oder 54, keine Ahnung. Und beide Beine, also unten eine ist am Knie amputiert schon, die andere ist unterm Knie. //mhm// Ja, und, äh, sie war schon in Therapie und so weiter, so bewegen ist alles möglich und, also (Kur?) sagen wir so, ne. Und, ähm, da haben wir dann geredet darüber, ich meine, sie hat immer die Angst, dass vom Rollstuhl zum rausfallen und dann habe ich gedacht, hey, ich zeige ihr einmal ein paar Sachen da. Gleich danach haben wir beendet, weil es war die letzte Stunde, also für Vormittag, und dann habe ich ??? und dann habe ich gesagt, ok dann zeige ich mal ein paar Sachen und wir bringen da mal von ??? die Sachen mit und was zum Lesen, dass er da gleich irgendetwas zum, zum, weißt, das zum finden //mhm// wo sich dann aufziehen kann und welche Richtung und, und wie die heben, den Becken, probieren mindestens oder mit dem anderen, weil der eine könnte blockieren, der andere nicht mehr. Mit dem Anderen kein Gewicht irgendwie, äh, mh, beschleunigen //lagern, mhm// also so, ähm, ähm, Vorlauf nehmen und dann zum die Bein durchgehen. Und dann nächste Woche ist sie geflogen und durch dem was ich gesagt habe, "Nora, Nora, und was hat sie gesagt?" und so ist sie hinaufgekommen und hat sich selber aufgezogen. Und das war das erste Mal. Seitdem, sagt er, fliegt er ununterbrochen und die ??? alles durchgeredet, vom Bett hinausfallen und so weiter, das, ne. Und wie das funktioniert dann und auf die Seite und ok, also da habe ich alles versucht zu zeigen auch //mhm// und dann war ich bei ihr nach einem Monat und sie war so dankbar und dann hat sie dann eh unter den

Krankenschwestern gerieben unter die Nase, habe ich gesagt, ja eigentlich, da hätten sie die Therapie, man sieht's ja, da hätten sie

I: Ja.

7.3 Interview 3

I: Also, heute ist der 21. August, Interview 3. Gut, ähm, Informationsblatt war ausgeteilt und Einwilligungserklärung ist unterschrieben. So, ähm. Erzählen Sie mir mal in eigenen Worten so ihre Geschichte, wie Sie auf die Idee gekommen sind die Heimhilfeausbildung zu machen.

Frau W: Also ich habe das schon lange vorgehabt. //mhm// Wollte das schon länger machen. Nach der Friseurschule war ich zu bequem. Und dann habe ich mir gedacht, nach dem ersten Kind, also nach dem zweiten Kind eigentlich, ich mache es und dann war ich wieder zu bequem, weil der Job sehr in der Nähe war und somit habe ich Kindergarten und Schule verbinden können //mhm// und dadurch dass die in Insolvenz gegangen ist, meine Firma, jetzt ist die Tür aufgegangen, jetzt mache ich das.

I: Ok. Ok. Und, ähm, Jetzt (.) zur Ausbildung, gibt es irgendeine Situation, die Sie überhaupt dazu bewegt hat, wenn Sie sagen sie wollten das eigentlich eh schon gleich nach der Frisörausbildung machen, hat es da irgendeine Situation gegeben warum, oder?

Frau W: Eigentlich nicht. Das war für mich aus rein zu faul im Hausbau und ich habe mir gedacht "Nein, das is mir zu"

I: Und warum dann aber gerade Heimhilfe? Irgendeine Verbindung in die Pflege?

Frau W: Das hat mich schon lange interessiert. Ja. Ja, Pflege hat mich interessiert. Und mit älteren Menschen auf alle Fälle auch.

I: Mhm. Und gibt's da irgendwie (..) ähm (.) irgendeine Situation (..) wo dir vielleicht, ich weiß nicht, Angehörige gepflegt, oder, die sie dann auf die Idee gebracht hat?

Frau W: Meine Mutter dann auch. Die ist jetzt 82, hat ja dann Unterstützung auch gebraucht, da habe ich mir gedacht. Und von meine Schwester wäre für, vor allem wei meine Schwester macht das schon seit über 30 Jahren in Wien //ok, mhm// und die hat immer erzählt und sie hat gesagt "Mach das!" und "Versuch's!" und //mhm, ok// und jetzt ist es so weit.

I: Gut. Ähm. Jetzt zur Ausbildung. Wie haben Sie so den Ausbildungsalltag erlebt?

Frau W: Also ich muss sagen sehr positiv. Ich war zwar sehr nervös am Anfang, weil ich habe mir gedacht Kinder, Haus (..) funktioniert nicht. //mhm// Aber wir haben alle wirklich zusammengeholfen und es hat super funktioniert. //mhm// Also ich habe Zeit zum Lernen gehabt und die Kinder waren untergebracht und es hat alles funktioniert.

I: Mhm. Gab's irgendein, mh, Erlebnis oder Situation, an das Sie sich erinnern, das Sie besonders motiviert hat? Wo Sie sich gedacht haben "genau deshalb mache ich die Ausbildung" oder "ja, das bringt mich jetzt weiter" oder?

Frau W: Von der Schule her oder vom Praktikum danach her?

I: Ganz egal.

Frau W: Also vom Praktikum her, muss ich auch sagen, hat mich, äh, ich bin am richtigen Weg //mhm// und von den Lehrern.

I: Und gibt's irgend so ein Erlebnis oder so?

Frau W: Das war eigentlich im Praktikum, weil ich mir gedacht habe, es ist egal in welche Abteilung, dass ich geh, es nimmt mich jeder auf und ich habe irgendwie das Gefühl gehabt, ich bin da Willkommen. //mhm// Nicht "du bist der Anfänger und du greifst mich jetzt nicht an", so, das habe ich nämlich bei meinem Lehrberuf gehabt, wie ich das gelernt habe. //ok// Und jetzt war ich ??? und das hat es da überhaupt nicht gegeben.

I: Mhm. Ähm. Irgendeine Situation in der Ausbildung die Sie jetzt, sich als Erfolg bezeichnen? Irgendein Erlebnis, wo Sie sich gedacht haben, das war jetzt mein persönlich Lernerfolg oder Arbeitserfolg, oder?

Frau W: Das war eigentlich auch beim Praktikum was ich gemacht habe in Pöchlarn, das war ganz super, weil sie haben mich dann alleine gehen lassen und sie gesagt haben "wir kommen nachschauen", aber sie haben mir halt immer auf die Finger geschaut, weil immer auf die Finger schauen ??? (lachen)

I: Und hat es da irgendeine spezielle Situation auch irgendwie gegeben, wo Sie gesagt haben das war jetzt ein persönlicher Erfolg?

Frau W: Wie ich mit einer älteren Frau einmal in den Park gegangen bin. Die hat mich das erste Mal gesehen und hat mir ihre Lebensgeschichte erzählt und das war schon wo ich mir gedacht habe, ja, man muss da einfach zuhören und das war schön, dass sie mir das erzählt hat, habe ich mir gedacht. //mhm// Weil sie hat gewusst, ich bin Praktikantin, nur ich bin halt nur 2-3 Mal dort und trotzdem hat sie mir das //mhm// anvertraut.

I: Mhm. Ja das ist super. Ähm. Wie sie in die Schule gekommen sind, oder halt in die Ausbildung, ähm, weil man stellt sich ja im Vorhinein immer irgendwie vor, es könnte so sein, oder wie es halt sein könnte, ja. Ähm. Wie, wie war das dann (..) die Rahmenbedingungen und die Schule, die Sie tatsächlich erlebt haben? Und das Praktikum? Gibt es da irgendetwas?

Frau W: Also da kann ich nur positiv darüber sprechen. Ich war zwar sehr nervös bei der Anmeldung vor der Schule, aber dann habe ich mir gedacht, (..) es passt voll. (lacht)

I: Irgendetwas, wo Ihnen aufgefallen ist, das könnte man besser machen, oder so?

Frau W: Das Pharma hat mich ein bisschen (.) Aber ich glaub das war einfach weil ich mir gedacht habe, ich brauche das nicht wirklich. //mhm// Es ist glaube ich, es war mir zu viel und zu viele lateinische Wörter und griechische Wörter. //mhm// Aber sonst muss ich sagen

I: Und bis jetzt noch nicht gebraucht, Pharma?

Frau W: Nein. (lachen) Gott sei Dank.

I: Ähm, gibt es irgendeine Situation in der Ausbildung (..) äh, die keine Freude gemacht hat? Oder irgendein Erlebnis, wo Sie sich gedacht haben?

Frau W: Nein, das war da von Kolleginnen her, dass die was da dann "Du musst auf die Uhr schauen" und "Du musst schneller sein" //mhm// und das war mir dann in einem gewissen Verein, also dann habe ich das nicht mehr erlebt.

I: Mhm, ok. Ok.

Frau W: Weil ich denke mir, wenn du Druck ausübst dann spüren das sehr wohl die älteren Leute auch. //ja// Sie werden genauso nervös, sie machen dann das nicht, was du eigentlich willst, dass es schöner geht und //ja// das habe ich dann bei der nächsten (..) gehabt. Also zwischen Hausbesuche und

//ja// ??? habe ich das da den Unterschied gesehen. //ja// Also es geht sehr wohl anders auch. Man muss das jetzt nicht so sagen "Schau auf die Uhr und weißt eh wann's fertig ???"

I: Ja, das stimmt. Ja.

Frau W: Also das war eigentlich die negativste, was ich gehabt hab //mhm// Die Stresserei und das kann nicht gut sein, für mich nicht und für die Leute auch nicht, weil sie spüren das einfach. Sie haben ein eigenes Gefühl dafür.

I: Ja, das stimmt. Und jetzt auch so in der Schule, außer Pharma?

Frau W: Nicht wirklich, nein. Also ich habe mir das immer so eingeteilt, ich habe auch den Kindern von Anfang an gesagt. Sag ich "das is jetzt, das sind meine 4 Monate und da müsst ihr einfach auch zurückschalten und schauen dass ihr alleine lernt, weil ich muss auch lernen". Super funktioniert.

I: Mhm. Wie alt sind die Kinder?

Frau W: Äh, 16 und 13.

I: Mhm, ja. Ok, das ist dann schon leichter.

Frau W: Ja, auf alle Fälle.

I: Mhm. Und irgendein Misserfolg in den 4 Monaten, der Ihnen passiert ist?

Frau W: Nur Aufregung. Sehr nervös immer, aber sonst (lachen) Wenn ich es hinter mir gehabt habe war ich immer sehr glücklich, aber vorher die Aufregung war, wo ich mir gedacht habe //mhm// also da bin ich schon //mhm// Ich weiß nicht, das war einfach selbstwerkend, keine Ahnung. //ok, mhm// Erstens habe ich irgendwo dann einen Druck gehabt, weil wenn ich mit meinen Kindern schimpfe, wenn sie nicht lernen und dann heißt es "Mama, du hast nicht gelernt" oder "Das is ein Dreier" //mhm// Das war wo ich mir gedacht habe //mhm// Ich bin derweil ??? hochgestiegen und habe mir gedacht, ich kann nicht immer nur sagen ihr müsst's das, man muss das selber leben, dann kann man das //mhm// Dann zieht man das auch mit anderen an.

I: Ja, wobei ich glaube, es ist ein bisschen ein Unterschied zwischen, oder ich weiß es nicht, zwischen, weil man muss ja doch daneben arbeiten auch und die Kinder

Frau W: Ich habe nie gern gelernt, eigentlich. //ok, mh// Und dann habe ich mir gedacht, aber das will ich und darum ziehe ich es auch durch und das war, ich glaube ich habe mich auch selber unter Druck gesetzt, irgendwo. //mhm// Das war sicher das auch //mhm// Und dann wollte ich es halt auch beweisen, dass ich das auch kann und, nur ist das auch vom größeren auch gekommen "Du sollst lernen, und warum ist das ein Dreier und..." Und wie er geschimpft hat ???, weil ich nicht gelernt habe. (lachen)

I: Super.

Frau W: Aber so muss ich sagen, hat das super funktioniert.

I: Mhm. Und irgendwelche (.) weil es mir auch irgendwie eben darum geht, um zu schauen, wie man das optimieren kann, irgendwelche Wünsche, wie man die Ausbildung verbessern könnte? Seitens, ja, Skriptum oder, mh, vielleicht mehr Filme oder dass man den Stundenplan vielleicht ein bisschen ändern. Irgendwelche Wünsche in die Richtung, oder Ideen?

Frau W: Mh, was mir sehr gut gefallen hat waren immer wieder Beispiele, die wir zum lernen bekommen haben. Da hat man sich das besser vorstellen können, als wenn man die stur aus dem Skriptum. Das muss ich sagen, hat eh funktioniert. Sicher macht es nicht jeder gleich, es sind dann die, was mehr

Beispiele gemacht haben und, aber das hat mir sehr viel geholfen. Und ich habe auch mit anderen gesprochen, die haben auch gesagt, wenn du Beispiele kriegst, hast du das ganz anders.

I: Und wie war das in Pharma?

Frau W: Ja, es ist halt ???. Ich mein er war sehr nett, der hat das auch 5 Mal erklärt, wenn wir das nicht geschafft haben, aber ich hab so Schwierigkeiten dann schon mit dem Aussprechen allein und dann //mhm// merke ich mir das auch nicht. //ja// Wenn ich es nicht wirklich richtig aussprechen kann, dann bleibt das auch nicht hängen.

I: Ja, das glaub ich. Mhm.

Frau W: So vom Unterricht her, hätte das eh gepasst. Weil da haben sich ein paar nicht ausgekannt und er hat es immer wieder und immer wieder und (..) Er hat nicht die Geduld verloren muss ich sagen.

I: Er hat, ich habe gehört er hat Filme hergezeigt? Oder was?

Frau W: Eben nicht. Oh ja, von COBD //aha// hat er hergezeigt. Wo ich mir aber denke, ja, das kann uns genauso unterkommen irgendwo, also das hat mich nicht //mhm// Ich kann mich erinnern, weil mein Vater hat nämlich. Und ich habe das sehr vermutet und dann habe ich den Film gesehen und dann bin ich zu meinem Vater gegangen, er hat das, //mhm// COBD also das //mhm// Aber das ich sage das waren extreme Filme, nein. //ok, mhm// Also für micht nicht.

I: Ja, aber waren die irgendwie hilfreich, oder? Für Pharma?

Frau W: Was jetzt sein kann, für uns, für Heimhilfe glaub ich war es nicht wirklich. //Ok, mhm// Es war nicht wirklich, //mhm// es was alles mit ???, das was wir alles nicht machen dürfen oder können, //ja// also hilfreich für Heimhilfe direkt war's nicht.

I: In dem Sinn nicht. Ok, mhm. Und jetzt so, ähm, wir sind irgendwie so schnell. (lacht) Äh, gibt's irgendwie eine Geschichte oder ein Erlebnis oder eine Situation wie die Familie eigentlich auf die Umstellung reagiert hat?

Frau W: Der kleinere hat nachgelassen in der Schule, ja. //ok, aha// Das war, wollten wir ihn damit aber auch nicht belasten //mhm// und du weißt eh, das waren eh nur so ein paar, wir haben uns gesagt "Wenn's sein muss" (lachen) Eh, der größere nicht, also der hat gewusst, der, wie der tut. Denkt auch schon anders. //mhm// Und vom Lebensgefährten oder Familie, so, Mutter und Vater, gar nichts. //ok// Sie haben mich alle unterstützt eigentlich.

I: Mhm, also irgendwie auch (.) und, wie war das mit dem Lernen dann?

Frau W: Hm, sie haben es alleine machen müssen. //Ok. Mhm.// Weil die Mutti is schon 82, die hat da nicht mehr, aber sie hat Rücksicht immer wenn man zum Beispiel nicht an dem Tag dann geduscht haben, weil sie immer Unterstützung hat, haben wir halt am nächsten Tag.

I: Also nebenbei die Mutter die gepflegt.

Frau W: Genau.

I: Pfh, mhm.

Frau W: Ich muss sagen, es sind aber nur ein paar Schritte. Es ist ein Garten //Ja, ja// und zwei Häuser stehen halt da gegenüber.

I: Ja, aber trotzdem, also

Frau W: Sie hat vorhin die ??? Operation gehabt und darum habe ich immer geschaut. Meine Schwester hat mich dann auch immer unterstützt, also wenn sie frei gehabt hat, ist sie hinaufgekommen von unten. Also es hat wirklich funktioniert. Auszeit habe ich mir in dem immer genommen, in dem, dass ich mir den Hund genommen habe und Stunden spazieren gegangen bin.

I: Zum abschalten.

Frau W: Genau.

I: Mhm.

Frau W: Das hat mir auch sehr geholfen, muss ich sagen.

I: Das kommt mir bekannt vor (lacht)

Frau W: Wo dann oft der Kleine gesagt hat "Mama, darf ich mit?", "Nein, ich gehe jetzt ganz allein. Ich muss einmal den Kopf leer kriegen. Der is so voll." (lachen) Aber so, nur der Kleine hat das voll ausgenutzt. Das war schon.

I: Echt? Wieso?

Frau W: Na, zum Beispiel in Geographie einen 4er. //mhm// Bin ich normal nicht gewohnt. Also in den Hauptgegenständen hat er überall noch einen 3er erwischst, außer in Englisch einen 2er, aber ich denke mir, das ist nicht notwendig. //ja// Aber sonst bin ich halt gesessen, hab die Schularbeiten herausgeschrieben und er hat das gemacht, was ich noch können habe und das hat mir erspart ??? wird mir zu viel. Aber ich habe eh jetzt 3-4 Jahre Urlaub gehabt, und hab gesagt, irgendwann muss ich durchstarten. (lachen) //super// Aber so haben sie mich schon alle unterstützt, als darf ich nicht //mhm// Haben wir gemeinsam auch gemacht, Wochenenden zum Beispiel, hab ich nicht gekocht, sondern der Mann gekocht //mhm// Also ein bisschen

I: Ja, ja das kenne ich. Mhm.

Frau W: Ist aber viel wert, finde ich, weil du kannst schon dann, weil so kann ich nicht abschalten, zum Glück hab ich dann den Hund genommen und wenn man alles gemeinsam macht, auch die Kinder haben dann mitgeholfen, dann hat es funktioniert. Ich habe gesagt, es schaut sicher ein Ende raus, 4 Monate ist nicht so lang, und man schafft das schon, wenn wir alle jetzt ein bisschen was dazugeben.

I: Mhm, ja super. Perfekt.

Frau W: Nur muss ich auch sagen, wenn meine Freundin nicht zu mir gesagt hätte "Fahren wir!", hätte ich es glaube ich wieder nicht gemacht. Weil einfach, weiß ich nicht, irgendwie habe ich mich überhaupt nicht darüber getraut. //Ok// Und dann mir sie abgesagt. Dann hat die Schule angefangen und hat gesagt sie

I: Ich wollte gerade fragen, Sie waren jetzt aber dann (.) die war nicht mit.

Frau W: Nein, die war nicht mit. Die hat dann ein Schnupper-Praktikum gemacht //Ja// und sie hat gesagt, sie hält das nicht aus, wenn die Leute so drin sitzen und nicht mehr reden können. Sie hat jedes mal gequalmt und gesagt "Das pack' ich einfach nicht." Ich habe gesagt "Na, dann mach' wenigstens die Schule, da bist auch mit, gezahlt habe ich es schon gehabt." Nein, sie packt es nicht.

I: Naja gut, ich mein

Frau W: Und ich habe gesagt, wer weiß für was das gut ist, weil

I: Es bringt es dann eh nicht.

Frau W: Es bringt es absolut nicht. Aber ich glaub wenn sie mit mir nicht da runtergefahren wäre, hätte ich es nicht gemacht. (lachen) Na wenn es da nicht die Schnuppertage gehabt hätte von ??? aus, weil die hat man machen müssen vor ma das gezahlt hat, da habe ich mir gedacht, nein, das is sowas. Das mache ich jetzt. Und es gefällt mir auch sehr gut jetzt.

I: Und da war dann auch die, quasi der Antrieb da, das zu machen.

Frau W: Genau, //mhm// und dann ist, sind immer so Wörter gekommen wie "Was musst denn schon wieder lernen? Was willst du denn viel lernen?" Da war sie sehr (.) ätzend, eigentlich. //Ja// Also, wir haben uns jetzt die ganze Zeit nicht gesehen, wir hätten sie erst im ??? wieder getroffen und sie war ganz anders. Weil sie hat irgendwo, wollte sie es glaube ich machen, wollte auch eine Bestätigung von der Familie her haben, und hat es aber dann abgebrochen. Das war, //mhm// das habe ich aber heute nicht gesagt. //mhm// Sag ich, du weißt, ich hoffe du weißt warum, dass wir uns nicht getroffen haben, weil ich es einfach nicht geschafft habe. //Ja// "Ja habt ihr da nicht durchgenommen und das durchgenommen" und ich habe gesagt, "Ja, dann schau' dir das einmal an. Ich weiß dass man da viel vielleicht gar nicht brauchen kann, aber man lernt es, und du musst es dir merken." //mhm// Und du lernst nie aus, und es werden Situationen sein, wo du dir denkst "Ah, das habe ich in der Schule durchgenommen.", //ja// so kann man das machen.

I: Ja. Ja, oder halt zumindest, also dem gesagt, ein bisschen mehr Skriptum, halt zumindest als Nachschlagwerk, oder so.

Frau W: Ja, also ich hab das nicht weggeräumt und man kann immer wieder nachschauen. //mhm// Und es sind viele Sachen drinnen, wo ich mir gedacht habe, mhm, das habe ich gelernt und (.) Nur mit den Abkürzungen habe ich mir am Anfang extrem schwer getan. //mhm// Entweder war, also zu schnelle Einschulung, ich weiß es nicht.

I: Es hat jeder Verein dann auch noch andere Abkürzungen.

Frau W: Also es war ein Wahnsinn. Und dann habe ich mir gedacht, wenn ich jedes Mal anrufe, die müssen sich ja denken, "Hallo?", und dann habe ich aber dann, den Druck angelegt, da habe ich gesagt "Bitte, erklärt mir das, weil von selber komme ich da nicht drauf. Vor ich etwas Verkehrtes mache, sagt es mir bitte." //mhm, mhm// Waren aber sehr kollegial, muss ich sagen.

I: Ja das ist leider das Schwere und das habe ich mir überlegt, dass man das im Unterricht machen, aber es hat ja jede Organisation die eigenen Abkürzungen. Und dann is natürlich schwieriger, wenn wir jetzt standardmäßig etwas einlernen (...) bringt das auch nichts.

Frau W: Bringt es nicht wirklich, weil, wie gesagt, wenn jeder was anderes macht, aber es war schon, am Anfang (..) Nein, es war ein Wahnsinn, ich habe zum Beispiel auch falsche Adressen gehabt. Oder, sie sagt "Wo bist du?", sag ich "Ich habe die Nummer da oben". War ich bei der Tochter, anstatt bei dem Herrn dann. Sag ich, hallo, da steht aber schon //mhm// Sie hat halt dann auch gemeint weil Urlaubszeit ist und ich habe ja nur 7 Tage Einschulung gehabt. Einmal 3 Tage, einmal 2 und dann bin ich alleine gefahren. Und ich hab gesagt "Hallo, ich weiß nicht, ob ich das schaffe." Zeiten da, und keiner hat ausgesprochen.

I: Wahnsinn.

Frau W: Und dann hat mich aber eine angerufen, nach der Dienstbesprechung und hat gesagt "Du tust mir so Leid, weil du tust dich da so hineinsteigern und keiner gibt dir eine wirkliche Antwort." Und ich habe gesagt, ja dann. Ich habe auch die Einsatzleitung gefragt, und sie hat gesagt "Nein, eine Stunde is eine Stunde und das geht nicht." Da habe ich gesagt: "Hallo, aber ich kann nicht in einer Stunde von Pöchlarn in Melk sein. Geht nicht. Da hat's irgendwo was." //mhm// Und beim Schreiben, wie ich mitgefahren bin, habe ich auf das nicht wirklich aufgepasst. Vor allem, hat sie es auch nicht so (.) mir erklärt, weil sie mich nicht bezahlen. //mhm// Und dann hat sie gesagt: "Du, ich habe jetzt mir der Einsatzleitung geredet und wir sagen dir jetzt, wie das geht" und jetzt funktioniert es auch. //mh// Und ich hab gesagt: "Hallo, ich habe das unterschrieben, dass ich Schweigepflicht habe, warum kann man da nicht drüber reden, bitte, hä?"

I: Naja, für uns, ja.

Frau W: Ich bin dann gehetzt und in 12 Minuten geht es sich schwer aus von Pöchlarn dann direkt in Melk drinnen sein und dann habe ich mir gedacht, nein das kann's jetzt nicht sein, weil mit einem Traktor oder im Winter geht sich das überhaupt nicht aus.

I: Nein, nein. Gar nicht.

Frau W: Weil wenn man das ein bisschen überspielt, dann funktioniert das schon, nur muss ich das auch wissen. Und für mich war das alles neu, ich habe schon die Krise gekriegt beim Fahrtenbuch, zum schreiben, weil ich habe das nie gehabt. //mhm// Und so viel auch dazwischen immer schreiben, hoffentlich vergesse ich nichts. Und 500 Zettel ausfüllen in der Mappe, aber es (.) Mein Vater hat auch gesagt: "Lass dir Zeit, es dauert und sie werden verstehen was sie haben" und sie haben nur gesagt.

I: Genau. Und einfach wirklich mehr Zeit einfordern, ja. Und man darf dann die Ansprüche nicht so hoch, an sich stellen.

Frau W: Also mein Vater hat gesagt: "Du willst gleich, die sind 13 Jahre dabei und die sind 5 Jahre dabei, du brauchst ein bisschen" //ja// und das hat mir aber auch der (..) der Regionalleiter gesagt. Wenn es was gibt, gleich melden und man kann über alles reden.

I: Ja dann sage ich danke.

Frau W: Bitteschön.

7.4 Interview 4

I: So, Interview Nummer 4, Informationsblatt ausgeteilt und Einwilligungsschreiben unterschrieben. Gut. (...) Ähm. (..) Erzählen Sie mir, in Ihren Worten, ähm, (..) so quasi Ihre Geschichte, wie Sie auf die Idee gekommen sind die Ausbildung zu machen, zur Heimhilfe.

Frau Ko: Ähm. Kennengelernt habe ich die Hauskrankenpflege dadurch das sie bei uns im Haus war. //mhm// Bei der Tante die was bei uns im Haus gewohnt hat. Und (..) Dadurch habe ich mich eigentlich jetzt dazu entschieden, wie ich eigentlich Arbeitslos geworden bin, wenn ich noch einamal etwas mache, dann mache ich das.

I: Ok, mhm. (..) Und gibt es irgendeine spezielle Situation, (.) die Sie dazu bewegt hat, die bei der Hauskrankenpflege passiert ist, dass Sie gesagt haben, ok das

Frau Ko: Ich habe, ich habe eine Möglichkeit gehabt bei "Frau und Arbeit" //mhm// äh 2 Wochen Praktikum in einem Pflegeheim machen und da habe ich am zweiten tag gesagt und das weiß ich, das ich das auch machen kann. //mhm, ja// Und mich dann entschieden, dass das der richtige Weg ist.

I: Mhm. (...) Ähm, und wie haben Sie den Ausbildungsalltag erlebt?

Frau Ko: In, äh, Schule jetzt bezogen?

I: Ja, allgemein.

Frau Ko: Also es war sehr interessant. Ich habe das Glück gehabt, ich habe eigentlich in der Hauskrankenpflege, das Praktikum war voll super und im Pflegeheim stationär, das war auch voll super. (lachen) Also ich habe da Glück gehabt, gegen so Kollegen, die haben es da oft nicht so schön erwischt, beim Praktikum, also, na, war super. Jetzt passt's.

I: Ist irgendetwas, das besonders, hm, irgendein Erlebnis, an das Sie sich erinnern, das besonders motivierend war in der Ausbildung, irgendetwas, wo Sie gesagt haben, ja, das motiviert mich jetzt weiter zu machen oder weiter zu lernen? Motivierendes in der Ausbildung.

Frau Ko: Ja das war eigentlich im Praktikum, im Pflegeheim war das, da hat man, da hast du dir deine Patienten zugeteilt gehabt und die was du eben schauen müssen hast, das war beim Frühstück, bei der Körperpflege, beim Mittagessen, und da ist eine Frau, also eine Patientin auch vom Heim, eine Heimbewohnerin, auf dem Nachbartisch gesessen und da war ich zwei Tage hintereinander für den gleichen Patienten zuständig. Und am zweiten Tag, ist wieder ??? mitgefahren, ist in ihr Zimmer, is mit einem Rollstuhl unterwegs gewesen. Is sie reingekommen in die Küche, wo ich gerade drin gestanden bin, und hat mir geschrien, und ich hab mir gedacht, ich kenn die Frau nicht, ich war noch nie bei ihr, und da habe ich sie gefragt was leicht ist, und da hat sie gesagt "Na ich wollte Ihnen nur jetzt sagen, Sie haben so eine angenehme, höfliche, freundliche Art, wie Sie mit dem Herren reden", weil sie hat schon ganz was anderes erlebt. //mhm// "Und ich habe das jetzt ein paar Tage beobachtet wie Sie mit dem Herren umgehen." Und hat gesagt "Sie sind bestimmt, aber Sie sind trotzdem voll freundlich." Und da habe ich mir gedacht. "Aha, für das, dass ich mit der Frau nie etwas zu tun gehabt habe, //ja// das war, und ein zweiter Fall auch noch, das war auch eine Patientin im Pflegeheim, die war total erblindet. //mhm// Und das erste Mal, wie ich hineingekommen bin zu ihr und, weiß ich nicht, wir haben einfach so gut (.) harmoniert zusammen, wir haben uns so gut verstanden und ich habe wahnsinnig viel gelernt bei ihr. //mhm// Weil ich habe noch nie etwas mit einem erblindeten Patienten zu tun gehabt und du bist eigentlich darauf gekommen auf was du alles aufpassen musst. //mhm// Das war für mich voll interessant. Und sie, sie hat auch zu der Zeit im Pflegeheim auch grad den ??? verloren, also es war sehr schwirig, aber sie war voll eine nette Frau. Und das wie ich den Alltagsmanager gemacht habe, bin ich jeden Tag hinauf gegangen zu ihr. Sie hat wirklich schon gewartet wann ich komme. Na, das war wirklich voll eine liebe Frau. Aber durch die, habe ich eigentlich das so kennengelernt. Wenn du vorhin nie etwas zu tun gehabt hast mit dem, da bist du narrisch, da kommt eigentlich was, was die Frau da eigentlich (..) das ist wie die ???, das ist gigantisch. //mhm// Die hat mir Fragen gestellt, wo ich mir gedacht habe, schau, die kann eigentlich (..) die kann nur auf die Stimme und auf den Laut gehen. Wo ich wirklich lachen müssen habe, wie sie mich gefragt hat "Bitte, (du bist eine Gabe?), jetzt beschreiben Sie mir bitte, wie schaut die Conchita Wurst aus?" (lachen)

I: Super.

Frau Ko: Da ist mir das erst richtig bewusst geworden. //mhm// Das war voll lässig, weil sie kann dann, sie sagt, "Er hat auch so eine angenehme Art bei den Interviews, und er hat so eine gute Stimme und ein jeder lästert eigentlich //mhm//, jetzt beschreiben Sie mir den einmal." (lachen) Das war voll super, ich hab wirklich lachen müssen.

I: Super genial. Ja, das glaube ich. Und jetzt so, so in der, auch in der Schulausbildung, gibt es da irgendeine, erfolgreich, irgendeine Situation, wo Sie es als Erfolg verbuchen können? Wo Sie sagen, das war jetzt super.

Frau Ko: Also am Anfang, war ich sehr gefordert mit dem Pharma //mhm// und wie ma den ersten Test überstanden haben, habe ich mir gedacht, "Aha es geht doch noch", //ja// auch in meinem Alter.

I: Na das sicher.

Frau Ko: Und das ist eigentlich dann für mich immer leichter geworden //mhm//, aber am Anfang, ich mein Lernen, es war schon anstrengend.

I: Ja das glaube ich.

Frau Ko: Ja, aber na, es ist gut gegangen.

I: Ähm, gibt es irgendwie, haben Sie, ich meine man macht sich ja so Vorstellungen, wie es jetzt sein wird, in der Schule. Ähm, gibt es irgendwelche Rahmenbedingungen, die Sie sich für die Ausbildung erwartet haben?

Frau Ko: Eigentlich nicht, muss ich ganz ehrlich sagen.

I: Und gibt es irgendwelche Erlebnisse, wo Sie sagen, ja ok, also eigentlich, meine Erwartungen sind (..) ich mein, meine Vorstellungen sind jetzt erfüllt, oder Erlebnisse, wo Sie sagen, na das hat mir jetzt irgendwie gefehlt, an den Rahmenbedingungen in der Schule.

Frau Ko: Eigentlich nicht.

I: Nichts

Frau Ko: Weil ich das sowieso nicht gekannt habe und gewusst habe was auf mich zukommt //mhm// das habe ich auch nicht (...) Was kommt, ich habe mich überraschen lassen müssen. (lachen) Was müssen wir lernen, was müssen wir können?

I: Und irgendeine Situation in der Schulausbildung, die Ihnen, äh, Freude gemacht hat?

Frau Ko: Eigentlich so besonders, eigentlich nichts. Also was mir aufgefallen ist, wir haben eigentlich eine voll gute Klassengemeinschaft gehabt. //mhm//

Also die war bei uns wirklich, (.) und auch jetzt noch. //mhm// Also wir haben, die Klasse die da war, wir haben richtig zusammengepasst. //ja// Bis auf einige, aber die sind wir immer, aber für das, wir haben uns wirklich untereinander voll gut verstanden.

I: Mhm, das stimmt. Irgendetwas was Ihnen keine Freude gemacht hat. Oder irgendein Misserfolg?

Frau Ko: Eigentlich, nein, könnte ich eigentlich nicht sagen. Weil ich habe eigentlich relativ gut abgeschlossen, dass ich mal wo abgesackt bin könnte ich nicht sagen, drum eigentlich Misserfolg (..)

I: Nichts

Frau Ko: Nein, könnte ich nicht sagen.

I: Ok, ähm, irgendwelche Wünsche, die Sie irgendwie anbringen wollen, so um die Ausbildung zu verbessern, so hinsichtlich Lehrmittel oder Stundenplan oder wie die Inhalte vermittelt werden, wo Sie sagen, ok, da gibt es irgendeine Möglichkeit, oder?

Frau Ko: Nein. Also da könnte ich keinen Vorschlag machen, I wüsste eigentlich nichts.

I: Und abschließend, ähm, wie hat Ihre Familie jetzt auf die Umstellung, also quasi Ausbildung zur Heimhilfe, reagiert? Gibt es da irgendein besonderes Erlebnis?

Frau Ko: Eigentlich nicht. Mein Mann hat mich eigentlich immer schon bestärkt, ich soll das machen, und es ist halt, wenns't vorher in einem Job bist, wo du eigentlich zufrieden bist (...) Bis dass du den Anstoß gekriegt hast, dass du den Job verloren hast, das war dann (.) Und ich sage, Gott sei Dank war ich die

Erste, weil der Betrieb wird ja aufhören, weil er kleiner wird ???. Und Gott sei Dank war ich die Erste, weil ich weiß nicht ob ich jetzt in 5-6 Jahre, ob ich's nochmal machen, machen täte. Ob ich das, weiß ich nicht, könnte ich nicht sagen.

I: Mhm, es is doch anstrengend.

Frau Ko: Ja, von dem her, weil die Kinder schon groß sind is das wieder leichter. Aber ich sage, alleine von daheim. Ich habe auch eine Mutter im Haus, wer weiß was in 5-6 Jahren is. Und, da war ich froh, das da jetzt ich die Erste bin, und das gleich gemacht habe.

I: Super. Ja dann sage ich herzlichen Dank. Ja.

Frau Ko: Was ich aber auch sagen muss, ich hätte mir das in jungen Jahren nicht vorstellen können. //mhm// Muss ich ganz ehrlich sagen. //mhm// Das is, ich weiß nicht, um so älter was du wirst, um so mehr befasst du dich eigentlich damit. //ja// Also mit 20 Jahren, ich hätte es mir nicht vorstellen können, muss ich ganz ehrlich sagen.

I: Es ist auch was, ich glaube es ist auch etwas Anderes

Frau Ko: Du gehst gegenüber von älteren Leuten ganz anders um, mit den älteren. Also wennst jetzt schon selber reifer bist, sage ich einmal, es funktioniert ganz anders. //mhm// Also das ist mein Eindruck.

I: Ja man weiß dann auch, man kann Situationen glaube ich besser abschätzen, man hat schon mehr Lebenserfahrung mit.

Frau Ko: Weil die, das habe ich jetzt kennengelernt, die alten Leute, die wollen nicht nur ???, die wollen den Spaß auch dabei haben. Das ist denen, wirklich, um so lässiger als du mit ihnen umgehen kannst, um so leichter. //mhm// Und das hätte ich, muss ich ganz ehrlich sagen, in jungen Jahren (...) //ja// Also das ist für mich, meine Einschätzung.

I: Ja glaube ich. Es ist (...) ja, vor allem ich glaube es ist dann oft auch schwer, schwer zu erlernen als junger.

Frau Ko: Ja, weil entweder man hat das drin, das man mit den Leuten umgehen kann, oder nicht.

I: Ja, vor allem, es braucht, wenn ich älter bin, habe ich noch die Lebenserfahrung dazu. Und wenn ich noch jung bin, dann muss ich das wirklich gut in der Ausbildung noch lernen. //Ja// Und das wird dann schwierig.

Frau Ko: Ja

I: Super. Danke.

Frau Ko: Bitte, bitte.

7.5 Experteninterview #1
Interviewleitfaden Experteninterview

Die Einwilligungserklärung zum Interview und das Informationsblatt sind per Mail angehängt! Bitte vorher genau durchlesen! Bei Fragen/Unklarheiten bitte ich um ein kurzes Mail, Vielen Dank!

Die Einwilligungserklärung bitte unterzeichnen und einscannen, wenn möglich, da ich sie unterschrieben brauche. Das Informationsblatt bleibt beim Interviewten, Dankeschön!

Bitte beantworten Sie die einzelnen Fragen gleich im Anschluss an jede einzelne Frage. (Text direkt einfügen.)
Falls Sie Fragen haben, bitte ich Sie um Rückmeldung per Mail an ederk9@icloud.com.
Vielen Dank für Ihre Mithilfe im Vorhinein!

Advanced Nursing Practice (ANP) und Unterricht:
Eine klar definierte Aufgabe von Advanced Practice Nurses (APN) ist es, eine Praxis zu entwickeln, die auf aktuellen, Evidenz-basierten Forschungserkenntnissen beruht. Diese sollen ebenso in das Gesundheitsmanagement und die professionelle Pflege eingebunden werden. Advanced Nursing Practice soll sich der Forschung bedienen, um die pflegerische Betreuung zu verbessern (ICN, 2008, S15).
Auch der Bereich der Edukation in der Pflege ist gerade für Advanced Practice Nurses ein wichtiges Arbeitsfeld.

- Bitte erzählen Sie mir in Ihren eigenen Worten, wie sich Ihre Ausbildung zur APN auf Ihren Unterricht auswirkt.

Antwort: es können sämtliche erlernte Inhalte v.a. ab dem 3. Semester in den Unterricht miteinbezogen werden. Ich meine sogar, dass es für jeden Vortragenden eine Grundvoraussetzung sein muss ein ANP Studium mit Spezialisierung PE zu absolvieren. Denn ich kann pädagogisch noch so gut ausgebildet sein – „Wenn ich nicht weiß von was ich inhaltlich spreche bringt mir die ganze Methodik, Didaktik nichts!"

- Können Sie sich an Situationen erinnern, wo Sie gemerkt haben, dass Ihre ANP Ausbildung Ihnen geholfen hat, die Teilnehmer zum Unterricht zu motivieren?

Antwort: Gesundheitsförderung im 3. Jhg. in der Ausbildung zur Diplomierten Gesundheits- und Krankenpflegeperson und in der SAB – OP im Unterrichtsgegenstand EBN (hier denke ich haben viele Faktoren zusammengespielt – mein Praxiswissen, das Wissen über EBN v.a. die durch die Praxis entstehenden Erfahrung über die interne und externe evidence hinterlegt mit perfekten pflegerischen Wissen durch das Studium in den Bereichen: Standards, Leitlinien, Richtlinien usw.….

- Gab es Situationen, in denen Sie es als Vorteil empfunden hatten, ANP zu sein als Lehrkraft? Wenn ja, warum und welche?

Antwort: Jeden Tag empfinde ich es als Vorteil von Seitens des Wissens ANP in der Lehre zu sein, welches aber nicht immer zu meinem persönlichen Wohlbefinden beiträgt da es in meiner Institution viele andere Fachexpertisen gibt: Bsp. „nur eine Pflegepädagogische Ausbildung an der DUK". Zum Vorteil (wenn es als solcher überhaupt eine Berechtigung hat: ich weiß so viel, kann dieses Wissen optimal in der GUK umsetzen!!!!) Faktum ist: rein vom Unterrichten oder lehren – optimale Voraussetzung durch das Studium. Würde gerne mit mehr ANP`s in der Lehre zusammenarbeiten da diese die gleiche Sprache sprechen. Ich erlebe aber leider in der Praxis im Umgang mit Kollegen mein Studium oft als unvorteilhaft – da wir nicht dasselbe Bildungsverständis haben. Somit kann ich diese Frage nur in zwei Themengebiete aufgegliedert beantworten. Wissen: Ja! Umsetzung im Hinblick auf ein einheitliches Wissensverständnis unter den Lehrpersonen was wiederum zu einer qualitativ hochwertigen Ausbildung beitragen würde: Nein! Würde ich mir nicht ein so umfangreiches Wissen in sämtlichen Bereichen der Pflege von dem ANP – Studium angeeignet haben, müsste ich mir nicht den „Kopf zerbrechen" über Qualitätsthemen in der Lehre.

- Gibt es Möglichkeiten, die Sie entdeckt haben, den Unterricht beziehungsweise die Ausbildung in der Pflege mittels ANP zu verbessern? Wenn ja, welche?

Antwort: Nein! Ich habe seit meinem Ausbildungsende von fast zwei Jahren ständig daran gearbeitet eine geeignete Möglichkeit zu finden. Aufgrund von strukturellen, organisatorischen und meiner Meinung nach persönlichen Befindlichkeiten von sämtlichen in den Führungspositionen befindlichen Personen muss ich meine Visionen zurück nehmen da meine Gesundheitsförderung sonst nicht gelebt werden kann.

Ergänzende Fragen zu ANP und die Praxisanforderungen an ANP laut ICN:

- ANP soll Kognitive, integrative und technologische Fähigkeiten um ethische und kulturelle Sicherheitshandlungen in die Praxis umzusetzen sowie Prozeduren, Protokolle und Richtlinien zu entwickeln. Hatten Sie als Praxislehrerin diese Möglichkeiten?

Antwort: Nein! Dies wurde mir ganz klar von der Führungsebene aus der Praxis oder von meiner unmittelbaren Vorgesetzten nicht erlaubt. Da dies Ausmaße angenommen hat, wo ich meine Existenz als bedrohlich empfunden habe, wurde von mir dieses Hindern an Pflegeentwicklung nicht genauer hinterfragt im Hinblick darauf wer was in den Führungsebenen dazu meint!

- ANP hat Verantwortlichkeit in der Versorgung von Gesundheitsförderung, Patienten- und Gruppenedukation, Mentorship, Führung und im Management im Praxisfeld. Konnte diese Verantwortlichkeit auch auf die Lehre als APN umgelegt werden?

Antwort: Ja – mit der Betonung auf könnte! Ich hätte dazu viele Visionen – welche hoffentlich an den FH`s mit der Berufsgruppe der ANP`s als Vortragende umgesetzt werden.

- ANP soll durch Mitwirkung die Aufrechterhaltung der Aktualität und Verbesserung der Pflegepraxis, durch Übersetzung, Nutzbarmachung und Implementierung von verwendbarem Forschungswissen unterstützen. Konnten Sie sich hier als APN in der Lehre positiv und produktiv daran beteiligen?

Antwort: Nein! Ein Praxis – Theorie – Transfer erfolgt leider nicht wie ich es mir vorstellen würde!

- Auch in der Entwicklung einer partner- schaftlichen Beziehung zu Stakeholdern, welche direkten Einfluss auf das politische Umfeld der Gesundheitsversorgung haben sind APN's gefragt. Konnten Sie sich da als Lehrkraft und APN einbringen?

Antwort: Nein! Leider.

Vielen Dank für Ihre Mithilfe!

7.6 Experteninterview #2
Interviewleitfaden Experteninterview

Die Einwilligungserklärung zum Interview und das Informationsblatt sind per Mail angehängt! Bitte vorher genau durchlesen! Bei Fragen/Unklarheiten bitte ich um ein kurzes Mail, Vielen Dank!

Die Einwilligungserklärung bitte unterzeichnen und einscannen, wenn möglich, da ich sie unterschrieben brauche. Das Informationsblatt bleibt beim Interviewten, Dankeschön!

Bitte beantworten Sie die einzelnen Fragen gleich im Anschluss an jede einzelne Frage. (Text direkt einfügen.)
Falls Sie Fragen haben, bitte ich Sie um Rückmeldung per Mail an ederk9@icloud.com.
Vielen Dank für Ihre Mithilfe im Vorhinein!

Advanced Nursing Practice (ANP) und Unterricht:

Eine klar definierte Aufgabe von Advanced Practice Nurses (APN) ist es, eine Praxis zu entwickeln, die auf aktuellen, Evidenz-basierten Forschungserkenntnissen beruht. Diese sollen ebenso in das Gesundheitsmanagement und die professionelle Pflege eingebunden werden. Advanced Nursing Practice soll sich der Forschung bedienen, um die pflegerische Betreuung zu verbessern (ICN, 2008, S15).

Auch der Bereich der Edukation in der Pflege ist gerade für Advanced Practice Nurses ein wichtiges Arbeitsfeld.

- Bitte erzählen Sie mir in Ihren eigenen Worten, wie sich Ihre Ausbildung zur APN auf Ihren Unterricht auswirkt.

Antwort: Ein Auswirkung der ANP Ausbildung auf den Unterricht der Heimhilfen ist für mich vor allem das genaue Betrachten von „Fällen" und die Auswirkungen des „Systems" Familie auf den Gesundheitszustands der von uns betreuten Kunden. Wir (Lehrender und Lernende) konnten im Unterricht diese Bezugspunkte genau betrachten und dadurch die Sichtweise der Lernenden verändern.

Gerade im Mobilen Dienst wird sehr oft der Angehörige als „Belastung" gesehen. Durch das genaue Betrachten der Einwirkungen der einzelnen Familienmitglieder auf den Kunden, kann für die Lernenden ein besseres Verstehen der Situation der Angehörigen mit sich bringen.

Eine weitere Einwirkung meiner ANP Ausbildung auf den Unterricht ist auch das Einbringen meiner eignen beruflichen Erfahrung in der Unterricht. Durch das Erzählen von Kunden aus der beruflichen Praxis bei den jeweiligen Unterrichtsgegenständen können die Heimhilfen einen Bezug zu ihren eigenen Kunden erkennen und können das Erlernte besser in ihr eigenes Umfeld integrieren.

- Können Sie sich an Situationen erinnern, wo Sie gemerkt haben, dass Ihre ANP Ausbildung Ihnen geholfen hat, die Teilnehmer zum Unterricht zu motivieren?

Antwort: Ich habe mir von vielen Lehrenden während der ANP Ausbildung vieles abgesehen. Gerade das selbst erarbeiten mit Gruppenarbeiten oder das Bearbeiten von Fällen um so das Erlernte zu festigen hat mir während der Ausbildung für mich den Unterricht aufgewertet. In der Heimhilfen Ausbildung sind manche Gegenstände, wie zum Beispiel „Haushaltstätigkeiten" oder „Hygiene" für die Heimhilfen zum Teil sehr trocken, gerade hier versuche ich durch das Einbringen von Fällen den Nachmittag aufzuwerten und die Lernenden können für sich durch das Herstellen zur Praxis das Erlernte festigen.

- Gab es Situationen, in denen Sie es als Vorteil empfunden hatten, ANP zu sein als Lehrkraft? Wenn ja, warum und welche?

Antwort: Ich glaube, gerade als ANP haben wir einen großen Praxisbezug, das bringt sehr viel Authentizität in den Unterricht.

- Gibt es Möglichkeiten, die Sie entdeckt haben, den Unterricht beziehungsweise die Ausbildung in der Pflege mittels ANP zu verbessern? Wenn ja, welche?

Antwort: Natürlich wirkt sich auch das Suchen von evidenz- based Literatur für das Vorbereiten des Unterrichts aus.

Ergänzende Fragen zu ANP und die Praxisanforderungen an ANP laut ICN:

- ANP soll Kognitive, integrative und technologische Fähigkeiten um ethische und kulturelle Sicherheitshandlungen in die Praxis umzusetzen sowie Prozeduren, Protokolle und Richtlinien zu entwickeln. Hatten Sie als Praxislehrerin diese Möglichkeiten?

Antwort: Ich durfte in meiner Tätigkeiten Richtlinien vorbereiten und bearbeiten.

- ANP hat Verantwortlichkeit in der Versorgung von Gesundheitsförderung, Patienten- und Gruppenedukation, Mentorship, Führung und im Management im Praxisfeld. Konnte diese Verantwortlichkeit auch auf die Lehre als APN umgelegt werden?

Antwort: Ich durfte vor meiner Tätigkeit als Lehrende in der Patientenedukation tätig sein und konnte das natürlich durch Erzählen in den Unterricht einbringen. In meiner Tätigkeit als Leitung Revision konnte ich auch dort einen praktischen Bezug herstellen.

- ANP soll durch Mitwirkung die Aufrechterhaltung der Aktualität und Verbesserung der Pflegepraxis, durch Übersetzung, Nutzbarmachung und Implementierung von verwendbarem Forschungswissen unterstützen. Konnten Sie sich hier als APN in der Lehre positiv und produktiv daran beteiligen?

Antwort: Bei der Implementierung von Richtlinien durfte ich nach vorhandenem Wissen suchen und dieses in die Richtlinien einbringen. Leider ist durch die Umstrukturierung in meinem beruflichen Umfeld meine Tätigkeit als Lehrende für mich im Moment beendet. Dafür darf ich wieder in der Kunden Edukation tätig sein.

- Auch in der Entwicklung einer partner- schaftlichen Beziehung zu Stakeholdern, welche direkten Einfluss auf das politische Umfeld der Gesundheitsversorgung haben sind APN's gefragt. Konnten Sie sich da als Lehrkraft und APN einbringen?

Antwort: Leider noch nicht.

Vielen Dank für Ihre Mithilfe!

7.7 Experteninterview #3
Interviewleitfaden Experteninterview

Die Einwilligungserklärung zum Interview und das Informationsblatt sind per Mail angehängt! Bitte vorher genau durchlesen! Bei Fragen/Unklarheiten bitte ich um ein kurzes Mail, Vielen Dank!

Die Einwilligungserklärung bitte unterzeichnen und einscannen, wenn möglich, da ich sie unterschrieben brauche. Das Informationsblatt bleibt beim Interviewten, Dankeschön!

Bitte beantworten Sie die einzelnen Fragen gleich im Anschluss an jede einzelne Frage. (Text direkt einfügen.)

Falls Sie Fragen haben, bitte ich Sie um Rückmeldung per Mail an ederk9@icloud.com.

Vielen Dank für Ihre Mithilfe im Vorhinein!

Advanced Nursing Practice (ANP) und Unterricht:

Eine klar definierte Aufgabe von Advanced Practice Nurses (APN) ist es, eine Praxis zu entwickeln, die auf aktuellen, Evidenz-basierten Forschungserkenntnissen beruht. Diese sollen ebenso in das Gesundheitsmanagement und die professionelle Pflege eingebunden werden. Advanced Nursing Practice soll sich der Forschung bedienen, um die pflegerische Betreuung zu verbessern (ICN, 2008, S15).

Auch der Bereich der Edukation in der Pflege ist gerade für Advanced Practice Nurses ein wichtiges Arbeitsfeld.

- Bitte erzählen Sie mir in Ihren eigenen Worten, wie sich Ihre Ausbildung zur APN auf Ihren Unterricht auswirkt.

Antwort: Hauptsaechlich hilft sie mir dabei die Praxis in die Theory miteinfliessen zu lassen. Durch meine APN Erfahrung habe ich reale Beispiele, die meinen Studenten helfen ein Thema zu verstehen. Ich unterrichte auch viel im Skills Lab und mache viel mit Simulationen (im Skills lab), wo man halt viel Praxiserfahrung braucht (sonst mach die Simulationkeinen Sinn).

- Können Sie sich an Situationen erinnern, wo Sie gemerkt haben, dass Ihre ANP Ausbildung Ihnen geholfen hat, die Teilnehmer zum Unterricht zu motivieren?

Antwort: Ja sicher, die Studentinnen kommen immer dann in Scharen zum Unterricht wenn es sich fuer sie lohnt...also wenn sie z.B. das Gefuehl haben, dass sie etwas neues lernen. Ich unterrichte einiege klinische Themen swie Thoraxdrainagen-management, Resiratory care und Cardiac care.. der Unterricht ist immer gut besucht.. ich beziehe das auf meine Glaubwuerdigkeit durch die APN Erfahrung..aber vllt bilde ich es mir auch nur ein.. Auf jeden Fall werde ich oefter von meinen Akademiker-Kolleginnen speziell fuer klinische Themen eingesetzt/angefragt..wahrscheinlich wegen meinem klinischem Background..

- Gab es Situationen, in denen Sie es als Vorteil empfunden hatten, ANP zu sein als Lehrkraft? Wenn ja, warum und welche?

Antwort: An der Uni hat man eigentlich eher weniger Vorteile als APN, da die Erfahrung im klinischen Bereich weniger zaehlt. Wichtiger ist oft die Forschungserfahrung, welche mir am Anfang eher fehlte (im Gegensatz zu meinen ‚puren' Akademiker-Kolleginnen). Neben den Vorteilen beim Unterrichten (sowie in Frage 1. Und 2. Beschrieben) hat eine APN auch den Vorteil, dass sie ihre Kolleginnen aus der Praxis sowie z.B. Praxisanleiter besser versteht. Das erleichtert die Zusammenarbeit (Theory-Praxistransfer) generell und auch ganz speziell erleichtert es die Entwicklung eines sinnvollen Curriculums fuer Bachelor Pflege und Masters in Pflege Studentinnen.

- Gibt es Möglichkeiten, die Sie entdeckt haben, den Unterricht beziehungsweise die Ausbildung in der Pflege mittels ANP zu verbessern? Wenn ja, welche?

Antwort: Auf jeden Fall; der Fokus in all meinen Modulen ist die Praxis z.B. erlernen Pflege in der Praxis anzuwenden, kritisch darueber nachzudenken oder zu erweitern / ggfls verbessern. Meine Assessments sind sehr selten pure (theoretische) Hausarbeiten, eher praktische Assessments mit einem reflektiven (schriftlichen) Teil. Bis jetzt ist es mir gelungen auch das theoretischeste Modul in etwas praktisches umzuwandeln..das finden auch die Studenten gut, da das relevant fuer sie ist.

Ergänzende Fragen zu ANP und die Praxisanforderungen an ANP laut ICN:

- ANP soll Kognitive, integrative und technologische Fähigkeiten um ethische und kulturelle Sicherheitshandlungen in die Praxis umzusetzen sowie Prozeduren, Protokolle und Richtlinien zu entwickeln. Hatten Sie als Praxislehrerin diese Möglichkeiten?

Antwort: ja, wie gesagt das Skills lab und Simulation sind wichtig fuer mich. Ich unterrichte z.B. Clinica Judgement and Decision Making – da muss man z.B. kognitive und ethische Faehigkeiten in die Realitaet umsetzen lernen. Das gelingt mir anhand Beispielen und Scenarien aus meiner APN Praxis (nicht nur APN Praxis auch Praxis als Intensivfachpflegekraft).

- ANP hat Verantwortlichkeit in der Versorgung von Gesundheitsförderung, Patienten- und Gruppenedukation, Mentorship, Führung und im Management im Praxisfeld. Konnte diese Verantwortlichkeit auch auf die Lehre als APN umgelegt werden?

Antwort: Wir haben bei uns als Lehrer an der Uni einen ‚klinschen Link', bei mir ist das APN. Somit verbinde ich beides Lehre und Gesundheitsfoerderung b.z.w. Patientenedukation.

- ANP soll durch Mitwirkung die Aufrechterhaltung der Aktualität und Verbesserung der Pflegepraxis, durch Übersetzung, Nutzbarmachung und Implementierung von verwendbarem Forschungswissen unterstützen. Konnten Sie sich hier als APN in der Lehre positiv und produktiv daran beteiligen?

Antwort: Teilweise schon, da ich mich bei meinem ‚klinischen Link' auch darum evidenz-basiert zu arbeiten und auch Forschung in die Praxis zu bringen. Wir haben ein spezielle Projekt REACH (Research Excellence Across Clinical Healthcare) wo wir als ‚Akademiker' z.B. APNs in der Praxis mit Forschungsprojekten helfen.. Das ist sehr nuetzlich fuer beide Parteien aus meiner Erfahrung..Die Realitaet zeigt allerding das es in der Pflegepraxis nicht leicht ist, das Verstaendnis fuer Forscung und EBP ist allgemein eher niedrig und es wir einfach keine Zeit dafuer ‚gefunden'..meine Erfahrung..immer wieder ein Krampf..

- Auch in der Entwicklung einer partner- schaftlichen Beziehung zu Stakeholdern, welche direkten Einfluss auf das politische Umfeld der Gesundheitsversorgung haben sind APN's gefragt. Konnten Sie sich da als Lehrkraft und APN einbringen?

Antwort: Damit habe ich eher als Akademiker Erfahrung gemacht. Die Forschungsprojekte sind fuer das politische Umfeld interessanter wenn es z.B. um Personalplannung allgemein geht, weniger wenn es klinische Themen geht. Ich habe Sponsoren gehabt, die klinische (APN) Projekte nicht unterstuetzen wollten weil sie angeblich nicht ‚sexy' genug waren..also die Menge nicht so sehr interessierten. Ist aber nur meine Erfahurng..

Vielen Dank für Ihre Mithilfe!